独立透析中心建设和管理规范

主　编　梅长林

副主编　陈江华　刘必成　王九生　严玉澄

人民卫生出版社

·北京·

图书在版编目（CIP）数据

独立透析中心建设和管理规范／梅长林主编. — 北京：人民卫生出版社，2021. 9
ISBN 978-7-117-32012-2

Ⅰ. ①独⋯　Ⅱ. ①梅⋯　Ⅲ. ①血液透析–医疗卫生组织机构–建设 ②血液透析–医疗卫生组织机构–管理规范
Ⅳ. ①R459. 5

中国版本图书馆 CIP 数据核字（2021）第 178154 号

人卫智网	www.ipmph.com	医学教育、学术、考试、健康，购书智慧智能综合服务平台
人卫官网	www.pmph.com	人卫官方资讯发布平台

独立透析中心建设和管理规范
Duli Touxi Zhongxin Jianshe he Guanli Guifan

主　　编：梅长林
出版发行：人民卫生出版社 （中继线 010-59780011）
地　　址：北京市朝阳区潘家园南里 19 号
邮　　编：100021
E - mail：pmph @ pmph.com
购书热线：010-59787592　010-59787584　010-65264830
印　　刷：三河市潮河印业有限公司
经　　销：新华书店
开　　本：710×1000　1/16　　印张：15
字　　数：261 千字
版　　次：2021 年 9 月第 1 版
印　　次：2021 年 9 月第 1 次印刷
标准书号：ISBN 978-7-117-32012-2
定　　价：43. 00 元

编 者 名 单 (按姓氏汉语拼音排序)

陈　楠　上海交通大学医学院附属瑞金医院
陈江华　浙江大学附属第一医院
陈孟华　宁夏医科大学总医院
陈少波　北京达康医疗投资有限公司
陈晓农　上海交通大学医学院附属瑞金医院
程文武　大连环生医疗管理有限公司
丁　峰　上海交通大学医学院附属第九人民医院
董　捷　北京大学第一医院
付　平　四川大学华西医院
郝传明　复旦大学附属华山医院
胡　俊　优福医疗科技股份有限公司
胡　昭　山东大学齐鲁医院
黄献忠　华润双鹤药业股份有限公司
季大玺　南京医科大学附属明基医院
江　波　费森尤斯医疗投资(中国)有限公司
蒋红利　西安交通大学第一附属医院
李贵森　四川省医学科学院·四川省人民医院
李荣山　山西省人民医院
李雪梅　北京协和医院
刘　虹　中南大学湘雅二医院
刘　伟　百伦透析连锁(深圳)有限公司
刘必成　东南大学附属中大医院
刘伏友　中南大学湘雅二医院
刘章锁　郑州大学第一附属医院
龙艳君　贵州省人民医院
梅长林　海军军医大学第二附属医院(上海长征医院)
孟建中　济南威高肾科医院
彭　艾　上海市第十人民医院
万建新　福建医科大学附属第一医院

王　沛　郑州大学第一附属医院
王　涛　东营华健医院有限公司
王九生　上药依升医疗投资管理(上海)有限公司
闻　广　费森尤斯医疗投资(中国)有限公司
邬碧波　上海市静安区闸北中心医院
吴永贵　安徽医科大学第一附属医院
肖湘成　中南大学湘雅医院
薛　骏　复旦大学附属华山医院
严玉澄　费森尤斯医疗投资(中国)有限公司
阳　晓　中山大学附属第一医院
姚　丽　中国医科大学附属第一医院
叶晓丰　上药依升医疗投资管理(上海)有限公司
余　晨　上海市同济医院(同济大学附属同济医院)
郁胜强　海军军医大学第二附属医院(上海长征医院)
袁　静　浙江大学医学院附属第一医院
袁伟杰　上海市第一人民医院
查　艳　贵州省人民医院
张　春　华中科技大学同济医学院附属协和医院
张景红　中国人民解放军海军第九〇五医院
张苏华　上海交通大学医学院附属苏州九龙医院
张伟明　上海交通大学医学院附属仁济医院
张晓萍　上药依升医疗投资管理(上海)有限公司
张欣洲　深圳市人民医院
张永强　爱肾(海南)医疗科技有限公司
赵久阳　大连医科大学附属第二医院
周健美　皖南医学院弋矶山医院
庄永泽　中国人民解放军联勤保障部队第九〇〇医院
左　力　北京大学人民医院

编委会秘书

王　蔚　费森尤斯医疗投资(中国)有限公司
黄荣春　上药依升医疗投资管理(上海)有限公司

序 言

党的十八大以来，以习近平同志为核心的党中央把保障人民健康摆在更加突出的战略位置，从召开全国卫生与健康大会，到出台《"健康中国2030"规划纲要》，再到国家一系列卫生健康政策及法规文件的出台，我国医疗卫生健康水平持续改善，人民对卫生健康服务的获得感不断提高。与此同时，党和政府已经把社会办医明确列为我国医疗卫生服务体系的重要组成部分，列入满足人民群众不同医疗卫生需求、为全社会提供更多医疗服务供给的一支重要力量。因此，支持和加快社会办医，是党中央的英明决策，社会办医关乎着医药卫生体制改革的关键，是医疗供给侧结构性改革的重要抓手。

独立透析中心依据《医疗机构管理条例》《国家卫生计生委关于印发血液透析中心基本标准和管理规范（试行）的通知》（国卫医发〔2016〕67号）等政策文件的指引，近年来如雨后春笋般在全国各地蓬勃发展。据统计，截至2020年8月底，全国以"血透中心"命名的公司有741家。在快速发展的过程中，广大透析行业的投资者和从业者面临着巨大的机遇与挑战，特别是高速发展伴随而来的问题随之凸显，例如独立透析中心与医院血液透析室的管理模式不同、各地独立透析中心的设置和验收标准不一致、全国各地质量控制标准不统一、人才短缺、医保要求各异、部分独立透析中心的运营管理经验不足、同行之间的竞争乱象等一系列情况。

独立透析中心是"以医生为主导、护士为主体、患者为中心、医保为基础"的新型独立法人医疗机构，在国内没有成熟的管理经验，独立透析中心的建设与管理亟须行业标准或行业规范的指引。依据国家卫生健康委员会联合十部委印发的《关于引发促进社会办医持续健康规范发展的意见》文中提出"完善行业标准，开展医疗机构医疗质量、服务能力等评价，评价结果向社会公开，维护行业信誉，开展社会办医示范行动"的要求，中国非公立医疗机构协会（以下简称"协会"）委托协会肾脏病透析专业委员会（以下简称"专委会"）制定完成了《独立血液透析中心能力评价标准》，并据此开展了行业评价工作。在行业评价工作的基础上，专委会按照协会的要求，参考国

5

内外独立透析中心有关管理规范,结合我国独立透析中心发展实际,在业内率先组织行业专家、企业投资人及中心运营者 60 余人,起草编制了我国首部《独立透析中心建设和管理规范》,经协会审核后于 2020 年 9 月作为行业规范性、指导性文件正式发布。

经过半年多时间的实施应用,收集各地独立透析中心的实际反馈,专委会再次召集业内专家,对本书的部分内容进行了修订完善,修订后的《独立透析中心建设和管理规范》囊括了独立透析中心的综合管理、技术规范、后勤保障及运营管理等内容,是在总结近五年来行业经验及优秀做法的基础上,集中行业专家智慧编写而成,本书内容全面、可读性及实操性强,对投资人有借鉴、对从业者能指导,也能为卫生行政部门和医保部门提供决策依据。

我诚挚希望本规范的出版能切实推进我国独立透析中心的规范建设和优质管理,为独立透析中心的持续健康发展发挥建设性的指导作用。

郝德明

中国非公立医疗机构协会
常务副会长兼秘书长
2021 年 4 月 22 日

前　言

近几年来,为了推进分级诊疗政策,进一步完善医疗服务体系,规范独立透析中心的设立和管理,原国家卫生和计划生育委员会于2016年12月下发了《国家卫生计生委关于印发血液透析中心基本标准和管理规范(试行)的通知》(国卫医发〔2016〕67号),下称"67号文"。"67号文"的出台标志着独立透析中心有了国家统一的标准,为全国开放独立透析中心的设置和服务奠定了基础,使血液透析这一适宜技术得以在基层推广和应用,为尿毒症患者提供便捷服务。

随着国家政策落地,独立透析中心如雨后春笋般在全国各地蓬勃发展;然而,技术和质量水平参差不齐,管理不够细化,经营管理简单套用公立医院血液透析室(中心)要求等一系列问题也陆续暴露出来。为了更好地落实国家关于独立透析中心推进的初衷,让各地独立透析中心得到行业同质化的良性发展,让尿毒症患者可以更便捷地获得安全优质的透析治疗与服务,中国非公立医疗机构协会肾脏病透析专委会牵头组织了包括公立医疗机构、社会医疗机构、独立透析中心和企业等在内的肾脏病专家和企业家,共同编制了《独立透析中心建设和管理规范》(以下简称"《规范》"),目的在于更好地规范行业行为,真正做到让政府放心、让患者信任、让行业健康发展、得到同行认可。

本《规范》共分四篇二十一章,分别就独立透析中心的综合管理、技术规范、后勤保障和运营管理方面进行了详细地阐述。第一篇综合管理共包含三章,着重阐述独立透析中心设置规范、安全和风险管理、持续质量改进;第二篇技术规范共包含十一章,从感染预防与控制、透析通路管理、透析中心急症处理、常见透析并发症管理、居家透析管理、门诊服务管理、药品及耗材管理、检验服务、手术室管理、患者教育和管理、透析中心病历管理方面对医护人员的临床行为进行了规范,以提高独立透析中心的医疗质量;第三篇后勤保障则从工程技术和信息化建设的角度对独立透析中心的后勤保障和流程优化提出了要求,以确保临床工作安全高效地开展。独立透析中心是一个独立的法人实体,其运营有别于传统的公立医院血液透析室(中心),只有合法合规、安全高效的运营体系才能保证其可持续发展。为此,在第四篇经营管理中,专家组对独立透析中心的医保、价格和运营管理,市场行为、人力资源、财务和与此相关的法律法规的监督管理进行了介绍,并提出了要求。这是一部内容丰富而全面的行业规范,是在借鉴国外成功经验的基础上,结合了我国医疗服务的特点,以及独立透析中心多年来发展的经验教训制定完成的,相信将对我国独立透析中心的健康发展起到积极的推动作用。

本《规范》从启动到定稿历时两年余,其间线上线下反复听取意见并进行修改,终于定稿发布。在此,我代表中国非公立医疗机构协会肾脏病透析专业委员会对所有参与规范编写和讨论的专家们表示衷心的感谢,感谢你们在百忙之中对规范进行编制、审阅、讨论和修改。本着审慎的态度,本《规范》暂定为试行标准。期望在不久的将来,随着我国独立透析中心行业的蓬勃发展,越来越多的经验被总结,本规范得到进一步完善,从而从行业标准上升为国家标准。

梅长林

中国非公立医疗机构协会副会长兼
肾脏病透析专业委员会主任委员
2021 年 4 月 22 日

目　录

第三篇　后 勤 保 障

第四篇 经营管理

第一篇
综 合 管 理

第一章

独立透析中心设置规范

为进一步完善医疗服务体系,规范透析中心的设立和管理,原国家卫生和计划生育委员会于2016年12月发布了《国家卫生计生委关于印发血液透析中心基本标准和管理规范(试行)的通知》(国卫医发〔2016〕67号),下称"67号文"。"67号文"的出台标示着独立透析中心有了国家统一的规范,且在全国放开独立透析中心和相关服务。

透析中心是独立设置的、对慢性肾衰竭患者进行血液透析或腹膜透析治疗的医疗机构,不包括医疗机构内设的透析部门。独立设置,不属于其他医疗机构,表明透析中心需要独立拥有医疗机构执业许可证。2017年2月修订的《医疗机构管理条例实施细则》第三条第十三项规定:"血液透析中心"属于医疗机构的类别。因此《医疗机构管理条例》《医疗机构管理条例实施细则》等法律法规同样适用于对独立透析中心的设立、登记和执业监管。

第一节 发 展 历 程

一、血液透析的发展和规范

(一) 血液透析技术的引进和发展

近代医学意义上的血液净化始于1850年对清除毒素和净化水的研究。1854年,苏格兰化学家Thomas Graham首先提出"透析"(dialysis)概念。20世纪40年代,现代透析机之父William Kolff开展一系列透析技术研究。20世纪60年代,华盛顿乔治敦大学医院的George Schreiner医师开始为慢性肾衰竭患者提供长期透析治疗。

我国的透析发展始于20世纪50年代,1957年来自上海市的夏其昌医师在我国首次报道Skegg leonard型人工肾的临床应用。1958年来自天津市的马腾骧教授用法国Kolff人工肾治疗急性肾衰竭患者。1966年,来自北京市的于惠元教授用英国 Lucus 型人工肾治疗慢性肾衰竭患者,从此我国血液透析治疗尿毒症拉开了序幕。1989 年底,全国共有血液透析机 762 台,患者 19 325 例,2000 年中华医学会肾脏病分会统计,全国共有血液透析机 4 967 台,患者 41 755 人。2008 年底,中国医院管理协会统计全国共有 102 863 例慢性肾衰竭透析患者。迄今,我国正在接受透析的尿毒症患者已近 100 万人。

(二) 血液透析规范发展的里程碑

2010 年前后,安徽省、山西省等地部分医疗机构先后发生了多例患者因血液透析感染丙型肝炎的严重医疗安全(不良)事件。血液透析成为社会关注的热点问题,2010 年 1 月 24 日,原卫生部发布《卫生部办公厅关于加强血液透析质量安全监管工作的通知》(卫办医管发〔2010〕18 号),随后影响中国血液透析未来十年发展的三个重要规范文件陆续出台。

1. 原卫生部发布《卫生部关于对医疗机构血液透析室实行执业登记管理的通知》(卫医政发〔2010〕32 号),通知附件为《医疗机构血液透析室基本标准(试行)》,标志着我国确认了法定的血液透析室的基本标准。

2. 原卫生部发布《卫生部关于印发<医疗机构血液透析室管理规范>的通知》(卫医政发〔2010〕35 号),标志着我国有了法定的对血液透析室日常管理的统一规范。

3. 原卫生部发布《卫生部关于印发<血液净化标准操作规程(2010 版)>的通知》(卫医管发〔2010〕15 号),标志着我国有了统一的血液净化临床操作规范。

从此,我国血透治疗走上了规范发展的道路,虽然这三个规范在学术上、实际执行中都存在一些需要改进的方面,但里程碑意义是值得肯定的。

二、独立血液净化中心试点的开展

2009 年 4 月 2 日,原北京市通州区卫生局取缔查封了 10 例透析患者自行建立的"自主透析室",拉走了患者自己购买的 3 台透析机。此事件一时间在社会上广泛流传并引起极大反响,从群众到政府都开始关注和思考,如何解决尿毒症患者的透析问题。在这种情况下,参考国外"独立透析中心"的做法,我国开始进行"在医院外设立独立血液净化中心"的探索。白求恩公益基金会牵头,山东省威高集团共同参与,成为此项工作的先行者,他们向原山东省卫生厅申请在青岛市、威海市开展"公益性独立血液净化中心"试点。2010 年 12 月底,原卫生部正式批准试点申请,同意分别在青岛市、威海市试点设立 3 家独立血液净化中心,至此我国真正有了独立于医院以外的

"血液净化中心"。

三、独立透析中心在全国的推广

(一)"67号文"的发布

自2010年原卫生部同意山东省独立血液净化中心试点后,自2012年开始,江西省、山西省、河北省也陆续开始试点,但始终不是全国性的统一行为,而且政策、标准又不尽相同。2016年12月21日,国家卫生和计划生育委员会下发了"67号文",这标志着作为一个新型医疗机构类别,独立血液透析中心可以在全国范围内设置。

(二)"67号文"的意义

"67号文"是中国独立透析中心发展的里程碑,有以下几点意义。

1. 在当时法律效力最高,在国家卫生和计划生育委员会层面上对独立血液透析中心进行了推广,从试点走向常态。

2. 明确了独立血液透析中心的基本问题,如定义、性质、标准、管理规范,独立中心的发展有法可依,为独立血液透析中心迅速发展奠定了基础。

3. 成为规范"独立血液透析中心"的"特别法",有利于明确独立血液透析中心的法律适用问题。

4. 从立法的本意看,国家肯定了设立独立透析中心这种医疗机构是对现行以公立医院为主的血液透析治疗体系的补充,尤其是认可了独立血液透析中心可以保障医疗安全这个关键点。同时,上升到了"实现区域医疗资源共享,提升基层医疗机构服务能力,推进分级诊疗具有重要作用"的高度。

5. 为独立透析中心指明了发展道路:鼓励向连锁化、集团化发展,建立规范化、标准化的管理与服务模式。

四、独立透析中心设立的目的与宗旨

回顾独立透析中心在我国的十年发展历程,其中凝聚着政府的期望、试点单位人员的付出、医护人员的努力和广大患者的认可。这十年,独立透析中心从零到一,再到百十,取得了长足发展,但是设立独立透析中心的目的与宗旨始终未变。

1. 建立以公立医院为主体,独立透析中心为重要补充,分工协作、相互支持、量质互补的终末期肾病患者肾脏替代治疗体系。

2. 增强基层医疗服务能力,助力国家分诊诊疗政策的落地。

3. 通过集团化、连锁化发展,为患者提供优质、便捷、公平可及的基层透析医疗服务。

总之,通过社会资本投资兴办独立透析中心,可节约国家在医疗机构固定资产的投入,提高对透析患者的医疗保障水平。

第二节　透析中心设置

透析中心的设置包括单独设置的血液透析中心、腹膜透析中心及血液透析和腹膜透析联合中心。

一、血液透析中心的设置

"67号文"规定:"血液透析中心属于单独设置的医疗机构,由省级及以上卫生行政部门设置审批"。地方管理部门可以就具体设立的条件制定相应实施细则,但是必须满足如下国家血液透析中心设立的基本标准。

（一）设置条件

1. 建立血液透析中心单位或者个人必须符合《医疗机构管理条例》及《医疗机构管理实施细则》。

2. 血液透析中心属于单独设置的医疗机构,由省级及以上卫生健康委员会或其委托授权的机构审批。

3. 血液透析中心为独立法人单位,独立承担相应法律责任。

4. 血液透析中心10km范围内必须有具备急性并发症救治能力的二级及以上综合医院,并与其签订血液透析急性并发症患者救治的医疗服务协议,建立绿色通道,保障转诊通道畅通。透析中心在年检时,必须出具相关的工作内容证明材料。

5. 血液透析中心应当与区域内至少一家具有血液透析慢性并发症诊治能力的三级综合医院建立协作关系,与其签订血液透析慢性并发症患者诊治的医疗服务协议,开通绿色通道,建立双向转诊通道。血液透析中心在年检时,必须出具相关的工作内容证明材料。

（二）诊疗科目

肾脏病学专业,可以设置医学检验科、放射科、药剂科等;也可以委托其他医疗机构承担检查检验任务。

（三）其他学科功能的设置

1. 独立透析中心可设置或委托其他医疗机构承担药剂、医学检验、辅助检查部门和消毒供应室等相应的服务。

2. 独立透析中心在病案、信息、药品器械、感染控制等方面应指定专人负责管理。

（四）人员配置

根据独立透析中心提供的血液透析服务的实际需求,参照国外独立透析中心人员设置标准,建议我国独立透析中心人员配置如下。

1. 医师 少于40台血液透析机的中心至少有2名执业医师,医师具有6个月以上在三级医院血液透析室工作经历或者培训经历。其中1名医师需要固定注册在该机构内,并从事血液透析工作3年以上;另1名医师可固定或者多点执业于该机构。透析中心主任应该具有肾脏病学中级或以上专业技术职务任职资格并从事血液透析工作3年以上。之后每增加20台血液透析机至少增加1名固定注册在该机构的、具有3年以上血液透析工作经验的执业医师。

2. 护士 每台透析机应配备0.3~0.5名护士;1名护士一般情况下同时可照看5~6台透析机,在自动化程度高的中心,一名护士可同时照看最多8台透析机。护士具有3个月以上在三级医院血液透析室工作经历或者培训经历。至少有1名注册护士具有中级以上专业技术职务任职资格并从事透析护理工作3年以上。

3. 技师 独立透析中心应拥有自己的技师。中心规模超过40台机器以上的至少有1名固定在该中心的技师,40台机器以下的中心可以和其他中心共享1名技师,进行日常设备的维护和检测。技师在中心的工作时间每周不应少于2个工作日。日常透析用水的检测工作和集中供液的透析液可以由技师或受过培训的护士完成;设备的维护维修可通过签署外包服务来完成。血液透析技师应该接受过相关专业技术和管理的培训,并取得合格证书,具备机械、电子学证书和相应医学知识,熟悉血液透析机、水处理设备的性能。

（五）房屋设施要求

1. 医疗用房使用面积应不少于总面积的75%,房屋应具备双路供电或应急发电设施。

2. 每个血液透析单元由一台血液透析机和一张透析床(椅)组成,使用透析床单元面积不少于3.6m²;使用透析椅单元面积不少于3.2m²。透析床(椅)间距应符合医疗救治及医院感染控制的要求,新建独立透析中心两床之间的间距应不少于1.0m。

3. 透析治疗区内应设置护士工作站,便于护士对患者实施观察及护理技术操作。

4. 水处理间使用面积应不少于水处理机占地面积的1.5倍。

5. 透析中心应设置医疗废物暂存处,配置污物和污水处理设施及设备。

（六）分区布局

1. 血液透析功能区 包括普通治疗区、隔离治疗区(可根据中心的实际接诊需求来决定是否设置隔离治疗区,接受血源性传染病患者进行血液透析治疗的中心则应设置隔离治疗区)、水处理间、治疗准备室、候诊区、接诊区、储存室、污物处理区和医务人员办公区等基本功能区域。开展透析器复用的,还应当设置复用间。其中清洁区(包括治疗准备室、水处理、储存室、医务人员办公区等)、半污染区(包括候诊区和接诊区等)、污染区(包括透析治疗室、污物处置区和复用间等)应该分区明确,通道合理,避免交叉污染,需要具备独立的垃圾通道。

2. 辅助功能区 包括医疗费用结算、药剂、检验及辅助检查部门等。

3. 管理区 包括病案、信息、药械、医院感染管理、医疗质量安全管理等部门。

（七）设备要求

1. 基本设备 包括10~20台血液透析机,满足工作需要的(双极反渗)水处理设备、供氧装置以及必要的职业防护物品等。

2. 急救设备 透析中心应配置心脏除颤器、心电监护仪、简易呼吸器、负压吸引装置、抢救车及相关药品等。

3. 信息化设备。

（八）规章制度

应建立医疗质量管理体系,制定各项规章制度、人员岗位职责,执行由国家发布或认可的诊疗技术规范和操作规程。

二、腹膜透析室的设置

独立透析中心如果需要提供腹膜透析服务,应设置相对独立的腹膜透析室,腹膜透析室的设置标准如下。

（一）设置条件

提供腹膜透析服务的独立透析中心必须经过相关部门的批准和认可。独立透析中心应对卫生行政部门的检查指导、数据统计和质量评估予以配合,确认满足建立标准并经审批之后方可开业。

（二）结构布局

腹膜透析室应布局合理,功能分区明确,符合功能流程合理和洁污区域分开的基本要求,并达到医院感染控制标准。腹膜透析中心应该至少具备办公区、培训区、治疗区、储藏区、污物处置区等区域。提供腹膜透析导管植管服务的独立透析中心应设置符合条件的植管室。

（三）人员设置

1. 开展腹膜透析的中心需要配备接受过腹膜透析培训的医师和护士。从事腹膜透析的医师应持有医师资格证书和医师执业证书，具有 3 年以上肾脏病或透析专业临床工作经验。腹膜透析室负责医师还应具备中级以上专业技术职称。护士应持有护士资格证书和护士执业证书，接受过腹膜透析知识培训并经考核合格，至少有 1 年以上肾脏病学或透析专业的护理经验。

2. 门诊随访腹膜透析患者在 50 例以上应配备 1 名专职护士，在 100 例以上必须配备 1 名专职医师。之后应根据腹膜透析患者的数量酌情增加专职医师与护士人数。建议每增加 50~100 例患者应增加专职护士 1 名。每增加 100~200 例患者应增加医师 1 名。

三、血液透析和腹膜透析联合中心的设置

血液透析合并腹膜透析中心的设置应综合考量血液透析中心和腹膜透析中心的设置要求。

第三节　透析中心管理

"67 号文"对独立透析中心的管理规范也制定了统一的标准。重点内容如下。

一、机构管理

设置独立的医疗质量安全管理部门或配备专职人员，负责医疗质量管理与控制工作。

二、质量管理

1. 高级医师定期巡诊。至少有 1 名肾脏病学高级专业技术职称任职资格、具有 5 年以上血液透析诊疗经验的医师（可以多点执业），不少于每周 1 次的定期巡诊。

2. 设置护士长岗位。护士长协助督促落实各项规章制度和日常管理工作。护士长应具有中级及以上专业技术职务任职资格，并从事血液透析护理与管理工作至少 3 年。

3. 合理配置护士。根据透析患者数量、透析机配置情况以及透析中心环境布局，合理安排护士班次。每名护士每班负责治疗和护理的患者应当相对集中，且数量在 5~8 名之间。

4. 建立血液透析患者信息登记、医疗文书管理制度。

5. 建立良好的医患沟通机制。

6. 定期检测透析液和透析用水质量。

7. 建立透析液和透析用水质量检测制度,定期进行透析用水及透析液的检测,确保其质量和安全。

三、安全与感染防控

1. 应当加强安全管理,建立并严格落实相关规章制度和工作规范。

2. 布局合理、分区明确、标识清楚。

3. 应当划分为血液透析功能区、辅助功能区和管理区。

4. 血液透析中心应当具有应急处理能力,并定期进行应急处理能力培训和演练。

5. 血液透析治疗区、治疗室等区域应当达到《医院消毒卫生标准》中规定Ⅲ类环境的要求。

6. 若接收伴有传染病的血液透析患者,则应当设有隔离血液透析治疗间或者独立的隔离血液透析治疗区。

四、人员培训和执业安全防护

1. 制定并落实工作人员的培训计划,使工作人员具备与本职工作相关的专业知识。

2. 对工作人员进行上岗前安全教育,使其熟练掌握心肺复苏等抢救技术。

3. 加强对医务人员职业安全防护和健康管理工作。

4. 制定医务人员职业暴露等预防措施和应急预案。

5. 在治疗间配备洗手设施和手消毒物品。

五、监督与管理

透析中心应接受各级卫生行政部门的监督管理,发现存在质量问题或者安全隐患时,应立即整改。

第四节 透析中心委托服务

部分后勤管理功能,如保安、保洁服务等可以通过委托实现,达到优化人员配置、高效利用资源的目的。检验检查也可通过委托交由有能力、有资质的第三方医学检验机构来完成。透析中心应对委托服务的质量与安全实施监督管理,具体措施如下。

1. 建立主管职能部门并指定专人负责委托业务管理。

2. 针对不同委托业务承包者,制定明确的遴选标准。

3. 对所有委托业务制定明确的、详细的委托业务合同,规定双方的权力和义务,以及服务的内容和标准。

4. 制定对委托业务承包者的监督和考核制度,并做好相关记录。

5. 定期与委托业务承包者进行沟通和协商,必要时修订外包合同。

6. 制定年度委托业务管理的质量安全评估报告、内部审计报告。

7. 对存在的问题与缺陷有改进意见,对改进活动进行成效追踪评价。

第二章

安全和风险管理

保障患者透析安全和降低医疗风险是独立透析中心的关键所在,必须高度重视。

第一节 安全和风险管理体系

透析风险是指透析过程中可能发生医疗目的之外的危险因素,这种因素虽然存在,但不一定会造成不良事件。

一、透析中心安全管理组织架构及职责

独立透析中心应建立质量安全控制体系。连锁独立透析中心医疗质量和医疗安全组织管理体系可以由总部医疗质量及安全管理职能部门与连锁透析中心质量安全控制小组二级管理网络构成。

机构总部有责任审核连锁透析中心现有的和准备有的安全管理制度,实行责任制管理。

透析中心主任/护士长有责任确保中心所有的员工知晓安全管理制度,并通过定期检查加以落实;有责任与总部领导保持联络,以确保对行动计划提供支持和协调;有责任确保所有行动计划的落实。

透析中心所有员工有义务遵守安全管理制度;有义务遵守风险评估行动计划的落实。

二、透析风险因素识别

血液透析中心常见的风险因素有可能造成安全隐患,需要及早识别,包括如下因素。

(一) 环境设施因素

因独立透析中心布局的限制,新建或旧的医疗设施改建不合格;水电安

装缺少双路电、缺少水池、地漏;患者及工作人员流动对环境的影响等。

（二）患者及社会方面的因素

如患者存在高龄、病情危重、有基础疾病又无陪护等情况,易发生跌倒、坠床、计划外拔管等意外;患者出现依从性差的违医行为;患者知情权没有得到尊重和保证所产生的医患纠纷。

（三）设备器材因素

因医疗设备故障、使用不当或设备数量不足引发的安全问题。治疗过程中突发故障风险(如仪器故障、停电停水等)。透析机运转不良、空气报警,透析中电源、水源中断,透析管路破裂,透析水质异常,电路异常;医疗设备器材品种不全、性能不良、数量不足、供应不及时、质量差等。

（四）医源性因素

医务人员安全意识、人文精神与责任心不强,如在治疗过程中未及时发现病情变化或病情恶化的患者,未及时给予有效治疗;医患沟通或医务人员语言表述不当引起医疗护理纠纷等。

（五）医疗技术因素

如院内感染控制措施不到位,发生感染并发症等。

（六）组织管理因素

管理体系不健全,规章制度不落实,管理监督流于形式;缺乏信息化管理,缺乏有效报告、监测、评价系统;不注重岗位培训,工作人员责任心不强,业务技术素质不高等。这些都可以成为影响医疗安全的组织管理因素。

三、透析风险评估

独立透析中心在开业前要确保已经进行了综合风险评估。综合风险评估是对运营地点、工作活动以及场地状况进行的一般检查,由该地点的负责人或代理人进行,以确认潜在的风险及风险的严重度。应该评估每个风险对患者、陪客及工作人员造成损伤的可能性,预测风险发生的概率,风险=损失的大小×损失发生的概率。对发生概率很高的风险,要评估是否已经采取了预防措施,以及现在的控制措施是否合适,还要依据法律要求以及最佳实践指南定期更新防范措施。风险评估应每年至少进行一次或者在新的设备、系统或产品导致环境发生改变时进行再评估。评估包括以下三个层面。

（一）连锁机构总部对独立透析中心的评估

如对人力资源配置、工作环境风险的控制、可能造成人员伤害的情况、高危因素的鉴别以及新的仪器设备、系统或产品导致环境发生改变时进行的评估等。

(二) 独立透析中心对机构内部的评估

如综合风险评估、有害物质评估、火灾评估、仪器设备评估、人工操作评估、个人防护用品评估及与透析过程和操作有关的过程评估等。

(三) 医疗人员对患者实施透析治疗的评估

透析前、透析中及透析后对患者进行评估;还要评估跌倒和导管滑脱等高危因素。

四、透析风险防范

独立透析中心可根据风险评估确定风险的性质和对风险的承受能力,在评估风险发生的概率和损失与收益的均衡后采取不同的应对策略。对可能排除的风险,可通过建立风险管理机制、完善风险管理制度、加强风险监控、强化培训教育等方法加以防范;对不能排除的风险,则通过各种有效措施,将风险控制在一定的限度和范围内;对于无法回避也无法缓解的危机,则可在力所能及的范围内防范风险,做好风险应急预案,积极应对。主要有以下措施。

(一) 开展安全目标管理

为增进患者安全所采取的行动、开发利用患者安全标准促进患者的治疗效果、实现患者安全的目标以及预防不良事件发生的各种方法都是值得借鉴的。独立透析中心应开展安全目标管理,旨在为改善患者安全提出明确的工作重点和解决办法,定义清晰可行且有成本效益的行动,主要有以下十大安全目标。

1. 提高对患者身份识别的准确性。
2. 确保透析用水和透析液的安全。
3. 落实感染控制制度和操作规范。
4. 保证透析过程中体外循环安全。
5. 做好医疗废弃物的安全处理和转运。
6. 防范患者跌倒事件的发生。
7. "危急值"报告制度。
8. 提高抗凝剂的用药安全。
9. 鼓励主动报告安全不良事件。
10. 合理使用和培训血液净化专业护士。

这些目标的提出及实施有助于有效预防和降低由于医疗系统故障给患者带来严重伤害的风险。

(二) 制定风险应急预案

血液透析是一项专业性较强、风险性较大的医疗护理行为,在医疗护理的任何一个环节出现问题都会引发风险。在透析过程中有时会出现偶然突发事件,为应对某些意外情况的发生,事先制定出风险应急预案,可有效地将透析风险化解到最小,从而保证患者的安全,提高医疗护理质量。

独立透析中心的风险应急预案包括医疗风险应急预案以及非医疗风险应急预案。前者主要针对患者在透析治疗过程中发生的紧急医疗事件的防范,后者则指独立透析中心的非医疗突发事件,包括突发停水、停电、失火、地震等。这些事件又可分为两大类:一是短期突发事件,是指所有造成72小时以内透析中心无法运转的情况,常由局部原因引起,只涉及1~2个透析中心;二是长期突发事件,是指所有造成72小时以上透析治疗无法进行的情况,需要制定周详的应急计划。透析中心对制定的应急预案应实施评估和事故追索,评估责任人应该组织落实整改情况以及预案的培训演练;一旦应急预案启动,就必须按照预案流程和时间节点进行操作,落实责任制和逐级上报制度,并记录在案。

(三) 医疗设备预防性维护

独立透析中心设备或装置故障是最常见的风险之一。血液透析设备风险是医疗设备损害发生概率与该损害严重程度的结合,一旦血液透析机有故障将给患者带来灾难性的损伤,因此医疗设备预防性维护(preventive maintenance,PM)是非常重要的。医疗设备的预防性维护频次应根据综合风险评估结果来制定。综合风险评估主要包括五方面指标,即设备的临床功能、设备故障风险、PM对设备的影响、事故历史及制造商/管理部门的特殊要求。每一方面指标分几种情况,每种情况对应相应的权重,将待分析设备对照每种指标给予相应的分值,最后将所有分值相加就得到风险评估值。风险评估值有助于判断该医疗设备风险的大小。

(四) 职业伤害与安全防护

血液透析中心是职业伤害的高危场所,工作人员长期暴露在多种职业伤害的因素中,如不注意自我防护,更容易造成职业性损伤,严重的甚至威胁生命,以下是常见的职业伤害因素。

1. 物理因素　如透析机器、水处理装置和各种电器等产生的噪声,臭氧、紫外线灯消毒等,处置不当时可能造成听力、呼吸道、眼睛、皮肤的损害。

2. 化学因素　如用于消毒机器、空气、地面、物体表面的各种化学消毒剂,可造成单位空间消毒剂浓度较高;又如长期接触A、B透析粉对手部皮肤造成的损伤等。

3. 生物因素　如患者血液、体液污染。在透析过程中,若医护人员防护措施不严,会被患者的血液、呕吐物、痰液等污染,很容易导致感染乙型肝炎、丙型肝炎、艾滋病等。

4. 针刺伤　护士在配药、穿刺、拔针时误刺自己或他人。

5. 心理社会因素 血液透析体外循环的危险性、随时发生的机器故障、穿刺技术的难度以及患者的负面情绪都可成为医护人员的应急源,加之连续工作,体力透支,不能保证充分休息,均会导致工作人员精神紧张和身心疲惫。需要针对以上职业伤害因素制定安全防护措施。

(五) 持续安全教育及培训

风险管理不仅是程序式工具,而且应该是一种意识。为了强化这种意识,预防不良事件,促进患者安全,独立透析中心负责人必须重视对全员进行岗前培训与继续教育,分配充足的资源和资金,以确保员工在上岗为患者服务前接受了安全教育和培训。培训内容应涵盖制度职责、患者安全、设施管理、感染控制、医疗文书记录、紧急事件处置、不良事件呈报、质量持续改进等,并且持之以恒的以在职培训以及继续教育形式延续下去;特别要加强新入职护士、进修实习人员的风险教育及安全培训,制定详细的培训计划,培训形式多样化,分阶段组织考核,培养医护人员树立积极、正确的医疗风险意识,增强责任感和诚信度,认识到风险既有客观的一面,又有可控的一面,自觉规范医疗行为,强化依法行医观念,有效防范医疗风险。

第二节 风险报告及不良事件处置

一、独立透析中心风险报告

风险识别是一个动态地监测过程,需要建立一套公开、透明、非惩罚的风险报告系统,以便医护人员及时报告风险事件,管理者及时了解和收集风险发生地点、频率和影响范围等方面的信息,从而进一步分析风险产生的原因、评估责任,通过公布和反馈预警信息达到防范风险,保障患者安全,提高医疗质量的目的。原国家卫生和计划生育委员会颁布的《医疗质量管理办法(2016版)》第五章医疗安全风险防范第三十四条明确规定,国家建立医疗质量(安全)不良事件报告制度,鼓励医疗机构和医务人员主动上报临床诊疗过程中的不良事件,促进信息共享和持续改进。强调医疗机构应当建立医疗质量(安全)不良事件信息采集、记录和报告相关制度,并作为医疗机构持续改进医疗质量的重要基础工作。将风险报告引入不良事件报告管理有利于减少非预期伤害可能性,及时识别风险,有效防止不良事件。

不良事件定义为由医疗导致的伤害,与疾病的自然转归相反,延长了患者的住院时间,导致残疾的一切事件,包括可预防和不可预防的不良事件。不可预防的不良事件指正确的医疗行为造成的不可预防的损伤;可预防的不良事件指医疗中由于未能防范的差错或设备故障造成的损伤。每个独立透析中心都应该建立起一个完善的不良事件报告系统。该系统不仅能及时发现和处理各种不良事件,还能够从已发生的不良事件中吸取经验教训,避免类似的错误再次发生。不良事件报告系统应该力求获得包括不良事件类型、发生在哪里、涉及了谁、患者的结局、导致和有助于预防不良事件产生的影响因素等信息。不良事件报告以及对根本原因的分析和行动计划的随访过程是改善医疗环境内安全性的核心流程。

二、透析不良事件

(一)定义

透析不良事件是指临床透析诊疗活动中以及医疗机构运行过程中,任何可能影响患者的诊疗结果、增加患者痛苦和负担并可能引发医疗纠纷或医疗事故,以及影响医疗工作的正常运行和医务人员人身安全的因素和事件。

(二)分类

不良事件分为意外不良事件、药品不良反应、职业暴露事件、院内感染事件、输血不良反应、医疗器械不良事件共 6 大类事件。意外不良事件中又可分为跌倒坠床事件、导管事件、医疗事件、患者突发猝死、检查事件、公共设施事件、治安事件、伤害事件等。

(三)透析不良事件范畴

1. 患者辨识事件 操作、治疗和检查时身份确认错误事件。

2. 院内感染事件 医院内血源性交叉感染及可疑特殊感染暴发事件等。

3. 输血不良反应事件 输血或血制品引起的传染病和输血不良反应等。

4. 药品不良反应事件 医嘱或处方错误、药物调剂错误、给药错误、药物不良反应、输液反应、抗凝剂使用错误等。

5. 医疗器械不良事件 透析机故障导致的不良事件;透析器型号错误、透析器凝血、透析器破膜;器械固定断裂致患者受伤;消毒方法、预冲方法变化引起患者过敏反应。

6. 职业暴露事件 因锐器伤或血液、体液污染导致的自身血源性感染。

7. 跌倒坠床事件 患者意外摔倒、跌倒、坠床。

8. 导管不良事件 中心静脉导管脱落、血液透析血管路滑脱、血液透析血管路破裂、血液透析穿刺针脱落。

9. 医患沟通事件 医疗信息沟通过程中沟通信息失真导致的不良事件,包括检验检查结果判读错误和医患沟通不良。

10. 医疗处置事件 病情预计不足,患者病情突然变化(高血压、高血钾、出血、猝死等）；与诊断、治疗、技术操作等引发的相关事件（失血、渗血、空气栓塞等）。

11. 公共设施事件　透析水质异常、医用气体重大事故、重大火灾、电梯重大事故、压力容器重大事故、重大化学物质泄漏事件。

12. 治安事件　偷窃、侵犯、暴力事件。

13. 伤害事件　言语冲突、身体攻击、自伤、走失。

14. 患者投诉　患者和家属对工作人员服务态度不满，投诉。

（四）不良事件分级

不良事件分级分为以下四级。

1. Ⅰ级事件（警讯事件）　指患者非预期的死亡，或是非疾病自然进展过程中造成永久性功能丧失。

2. Ⅱ级事件（不良后果事件）　指在疾病医疗过程中是因诊疗活动而非疾病本身造成的患者机体与功能损害。

3. Ⅲ级事件（未造成后果的事件）　指虽然有发生的错误事实，但未给患者机体与功能造成任何损害，或有轻微后果而不需任何处理可完全康复。

4. Ⅳ级事件（隐患事件）　由于及时发现错误，未形成事实。

（五）不良事件报告原则

Ⅰ级和Ⅱ级事件属强制报告范畴，应按照报告时间及时如实上报。Ⅲ级和Ⅳ级事件属自愿性报告，应按属地卫生行政部门、集团公司或医院规定执行。不良事件报告应遵循以下原则。

1. 自愿性　独立透析中心人员自愿提供信息报告（鼓励当事人报告）。

2. 保密性　报告人可通过各种形式具名或匿名报告，独立透析中心将严格保密。

3. 非处罚性　报告内容不作为对报告人或他人处罚的依据，也不作为对涉及人员和部门处罚的依据。

（六）报告形式

1. 书面报告　按属地卫生行政部门、集团公司或医院规定执行。

2. 口头报告。

3. 紧急电话报告　迅速引发严重后果的紧急情况下使用。

上述三种报告形式均应满足信息的可追溯性。

（七）不良事件报告流程

1. 报告　当发生或发现Ⅰ级和Ⅱ级严重不良事件或情况紧急事件时，应进行如下处理：①在处理事件的同时电话上报相关职能部门进行处理；②当事独立透析中心应在 24 小时内填写《不良事件报告表》并提交。Ⅲ级及Ⅳ级不良事件要求 24~48 小时内填写《不良事件报告表》并提交。如发现或者发生有可能导致医疗纠纷的医疗安全不良事件时,医护人员除了立即采取有效措施,防止损害扩大外,应立即向中心负责人报告,中心负责人应及时电话向总部职能部门报告。

2. 调查　总部接到报告后应立即组成调查组调查分析事件发生的原因、影响因素及管理措施等各个环节,制定对策及整改措施,督促相关独立透析中心限期整改,及时消除不良事件造成的影响,尽量将医疗纠纷消灭在萌芽状态。

3. 涉及药物不良反应、院内感染、输血反应的应实行双重填报。

三、透析不良事件处置

各独立透析中心应制定不良事件的防范处理预案,预防其发生。

1. 各独立透析中心应建立透析不良事件登记本,及时据实登记。

2. 发生透析不良事件后,要及时评估事件发生后的影响,如实上报,并积极采取挽救或抢救措施,尽量减少或消除不良后果。

3. 发生透析不良事件后,有关的记录、标本、化验结果及相关药品、器械均应妥善保管,不得擅自涂改、销毁。

4. 发生透析不良事件后的报告时间　当事人应立即报告当天值班护士长和中心主任,填写《不良事件报告表》,并及时交公司总部或卫生管理部门。

5. 各中心应认真填写《不良事件报告表》(表 2-1),登记发生不良事件的经过、分析原因、后果,及本人对不良事件的认识和建议。中心主任/护士长应负责组织对缺陷、事件发生的过程及时进行调查研究,组织讨论,分析整个管理制度、工作流程及层级管理方面存在的问题,确定事件的真实原因并提出改进意见或方案。

6. 中心质量控制小组应组织人员对发生的不良事件进行讨论,讨论主要采用根本原因分析法(root cause analysis,RCA)来分析不良事件。RCA 强调找出事件在诊疗程序上的近端原因,再追究组织系统与诊疗流程相关的系统原因。经过根本原因分析,可以了解不良事件的过程及原因,进而检讨并改善流程,经过充分讨论,提交处理意见。

7. 发生不良事件后,中心主任/护士长对发生的原因、影响因素及管理措施等各个环节应认真分析,确定根本原因,及时制定改进措施,并且持续跟踪改进措施落实情况。定期对中心的医疗安全情况分析研讨,对工作中的薄弱环节制定相关防范措施。

8. 发生透析不良事件的当事人,如不按规定报告,有意隐瞒,事后经发现须按情节严重程度给予相应处理。

表2-1 不良事件报告表

不良事件报告表

部门＿＿＿＿＿＿＿＿ 当事人＿＿＿＿＿＿＿＿ 当事人职称＿＿＿＿＿＿＿＿

工作年限＿＿＿＿＿＿＿＿ 报告日期＿＿＿＿＿＿＿＿

患者一般资料
机位号： 姓名： 年龄： 性别： 透析号： 护理级别：
诊断： 发生事件：
事件基本资料 发生时间： 地点： 班次：
事情经过
原因分析 □患者因素 □医疗因素 □护理因素 □管理因素 □其他 **鱼骨图**(应用鱼骨图全面造成事件的可能原因,并填入图中相应空格中)   分析
事件引起的后果

处理措施	整改措施
处理意见	落实跟踪记录

发现者＿＿＿＿＿＿＿＿ 中心主任/护士长签名＿＿＿＿＿＿＿＿

（续表）

（此页由管理部门填写）

中心质量安全管理小组讨论及处理意见

签名：

总部质量安全管理委员会讨论及处理意见

签名：

事件定性

签名：

跟踪记录

签名：

第三章

持续质量改进

独立透析中心需建立完善的质量管理体系,质量管理体系是实施和维护持续质量与患者安全管理的体系,对质量和绩效进行衡量、监测、分析和持续改进,建立内审机制,制定相关制度,保证运营流程,验证纠正预防措施的有效性,以改善医疗成果,降低患者风险,从而提高患者生存率,改善生活质量,更好地回归社会。

第一节 组织管理体系

独立透析中心需要有明确的组织管理体系来指导透析中心的日常工作。独立透析中心应成立质量管理小组、感染预防和控制管理小组、后勤管理小组,落实透析中心的质量与安全管理指标,实现自我监测和管理,做好持续质量改进。

一、质量管理小组

由中心主任担任负责人,护士长、技师、主治医师为核心成员。制订独立透析中心质量、患者安全年度计划和长远规划;确定质量与安全改进的方针、政策、方法,确定独立透析中心质量改进及监控的重点项目,并监督和指导执行;为质量改进与患者安全配置相适应的资源;制定医疗质量指标及监控方法,定期进行医疗工作总结和质量分析;疑难危重与死亡病例讨论及血液透析中心文档及病案管理;药事管理等。

二、感染预防和控制管理小组

由独立透析中心主任担任感染预防和控制小组负责人,护士长、感染预防和控制护士、技师为核心成员。认真贯彻国家感染管理方面的法律法规及技术规范、标准,制定本透析中心预防和控制医院感染的规章制度、中心感染诊断标准并监督实施;制定感染管理工作计划,并对计划的实施进行考核和评价。

三、后勤管理小组

由中心主任担任后勤管理小组负责人,护士长、技师为小组成员。负责独立透析中心医疗设备、非医疗设备的供应计划、采购管理、建立健全相关制度,保证医疗、护理工作的顺利进行;负责独立透析中心物理环境安全,做好安全隐患排查及应急管理体系建立。

第二节　质量评估和持续质量改进体系

独立透析中心应该结合自身的情况,制定合适的质量评估和持续质量改进(continuous quality improvement,CQI)制度和体系。

一、质量评估

独立透析中心应建立质量评估管理制度,参照质量管理指标并结合自身实际情况,定期对本中心进行质量评估。质量评估建议至少每月一次。评估内容包括以往质量评估时发现的问题、正在进行和已经完成的整改和预防措施、与质量评估结果有关的内外部影响因素,质量评估的目标和关键指标的表现情况、监测和分析结果、投诉的处理等。质量评估的结果应以书面形式保留,并进行持续的质量跟踪和改进。

二、持续质量改进

独立透析中心应采用持续质量改进(CQI)的管理理念,不断改善透析质量。所谓 CQI,就是通过计划(plan,P)、执行(do,D)、检查(check,C)和处理(act,A)的 PDCA 循环,在质量管理活动中,把各项工作按照制定计划、计划实施、检查实施效果,然后将成功的纳入标准,不成功的留待下一循环去解决,从而不断促进质量的改进的方法。

PDCA 循环始于计划,而计划则建立在对需要改进问题的确定基础上,问题的确定需要通过严格的调查和研究。

当问题确定后,可以通过各种分析工具,如鱼骨图、5W1H、5M(人、机、物、法、环)等来分析各种影响因素,再从众多的影响因素中确定主要影响因素。之后针对主要原因采取针对性的改进措施。

5W1H 是一种常用的质量分析工具,重点分析以下问题,如为什么要制定这个措施？要达到什么目标？在哪里做？由谁做？什么时候做？如何做？在进行质量改进中可以有效帮助我们抓住问题的核心，制定相应的措施、责任人和执行时间表，最终实现改进措施的落实。

当改进目标实现后，不应认为大功告成，而应始终保持清醒的头脑，不断结合技术的进步，检查和发现本中心与国内外先进单位相比尚存在的薄弱环节，并进一步研究出切实可行的解决方案。对于一些暂时无法解决或新出现的问题，可以转入下一个 PDCA 循环中，去跟踪和解决。如此循环往复，推动着质量的持续改进。

例如一个独立透析中心通过一个阶段对透析中心所有透析资料的回顾分析后，发现该中心较多患者的透析充分性指标尿素氮下降率（urea reduction rate，URR）低于标准，此时，就应该组织医护人员认真学习有关知识和指南，对照相关知识点查找出未达标的原因（如患者透析时间过短、透析器面积过小、血流量不足、血管通路问题、透析低血压等），从而制定相应的改进措施，并认真贯彻执行。

三、关键质量指标的监控

关键绩效指标（key performance Indicator，KPI）管理模式也是持续质量改进中常用的一种工具。将影响质量的关键点设定为 KPI，据独立透析中心的标准规则、检查方法及质量工具对这些关键点进行监督考核，以关键绩效指标为导向，激励员工主动发现问题、制订计划、持续改进以实现关键绩效指标的改善，最终达到持续质量改进的目的。

独立透析中心应该按计划定期进行质量控制及对感染控制相关检查项目的实施，了解关键指标的实施情况和变化趋势，发现异常的检测结果，应立即进行确认，并提出整改。

四、督察制度

独立透析中心应建立完善的内外部督查制度，积极应对外部的各级审查，同时做好内部督查。独立透析中心应建立年度内部督查计划，每月设立重点督查改进的项目。

督查内容应包括但不限于：医疗文书，感染预防和控制，垃圾管理，无菌技术，给药管理，药用冰箱管理，急救设备管理，环境保洁，职业健康与安全，临床实践与培训，质量、事故与风险评估，透析器、透析用水及透析液质量等的督察。对督查结果应进行及时地反馈、积极地改进，并于后续进行阶段性的跟踪与反馈。

五、重视信息化建设在持续质量改进中的作用

随着信息化技术的发展,其在持续质量改进中的作用越来越受到重视。我国每年有数亿人次的透析,所产生的超百亿级的透析数据对透析患者质量监控至关重要,如此大的数据同时也是我们国家的宝贵资源。信息化技术大大提高了持续质量改进的效果和效率,为此应当通过多学科合作,积极探索运用生物信息学新方法和互联网+技术、区块链技术,提高我国透析登记质量和分析水平。将信息化管理系统应用于血液透析中心的管理中,对数据开展电子化管理,减少数据差错,更有助于数据再次获取和分析,减轻医务人员的工作压力,使其有更多时间关注透析方案和治疗效果,有助于提升患者的透析质量。

第二篇
技术规范

第四章

感染预防与控制

第一节　管理与报告制度

一、目的

建立独立透析中心的医院感染管理体系,推动医院感染防控工作的顺利进行。加强独立透析中心感染防控管理,有效预防和控制中心感染性疾病的传播,提高医疗质量。规范医院感染暴发报告的管理,提高医院感染暴发预警及处置能力,最大限度地降低医院感染造成的危害,保障医疗安全。

二、术语和定义

1. 医院感染管理的定义　各级卫生行政部门、医疗机构及医务人员针对诊疗活动中存在的医院感染、医源性感染及相关的危险因素进行的预防、诊断和控制活动。

2. 感染预防和控制医生　被指派从事医疗机构感染防控工作的医生。

3. 感染预防和控制护士　被指派从事医疗机构感染防控工作的护士。

4. 医院感染暴发　指在医疗机构或其科室的患者中,短时间内发生3例以上同种同源感染病例的现象。

5. 疑似医院感染暴发　指在医疗机构或其科室的患者中,短时间内出现3例以上临床症候群相似、怀疑有共同感染源的感染病例;或者3例以上怀疑有共同感染源或感染途径的感染病例的现象。

6. 特殊病原体的医院感染　指发生甲类传染病或依照甲类传染病管理的乙类传染病的医院感染。

7. 医院感染聚集　在医疗机构或其科室的患者中,短时间内发生医院感染病例增多,并超过历年散发发病率水平的现象。

8. 医院感染假暴发　疑似医院感染暴发,但通过调查排除暴发,而是由于标本污染、实验室错误、监测方法改变等因素导致的同类感染或非感染病例短时间内增多的现象。

9. **突发公共卫生事件** 是指突然发生,造成或者可能造成社会公众健康严重损害的重大传染病疫情、群体性不明原因疾病、重大食物和职业中毒以及其他严重影响公众健康的事件。

三、适用范围

适用于独立透析中心全体工作人员(包括医生、护士、工程技术人员、药师、工勤人员等)及血透感染暴发或疑似暴发时的规范处置。

四、组织管理

1. 独立透析中心负责人为医院感染暴发报告管理第一责任人。

2. 根据需要派遣医院感染暴发的医疗救治及调查处置工作小组。

3. 职责分工

(1)责任人:主任、护士长全面负责对透析中心感染管理的实施监管工作。中心的医院感染质控员(包括感染预防和控制医生、感染预防和控制护士)作为责任人,负责中心的医院感染管理的各项工作。根据本中心医院感染的特点,制定管理制度,并组织实施。负责组织制定医院感染暴发报告、调查和处置过程中的规章制度、工作流程和处置预案;发现、上报医院感染暴发,配合流行病学调查和样本采集,负责感染控制的落实。

(2)区域组长:负责对各区域内消毒隔离制度落实情况的指导和督察。

(3)医生:严格执行无菌技术操作规程等医院感染管理的各项规章制度。掌握抗感染药物临床合理应用原则,做到合理使用。掌握自我防护知识。

(4)护士:严格执行无菌技术操作,落实消毒隔离和标准预防各项措施,掌握自我防护知识,做好对护工、陪护人员、探视人员的感染知识培训。

(5)工程师:严格执行医院感染管理的各项规章制度,规范各项操作,掌握自我防护知识。

(6)工勤人员:做好病区的清洁消毒卫生工作,规范各项操作,正确处理医疗垃圾。

五、感染预防与控制管理

严格执行消毒隔离制度,中心应设有医院感染控制的质控小组,由具有资质的感染预防和控制医生(简称"感控医生")、感染预防和控制护士(简称"感控护士")、工程技术人员组成,负责督促中心医院感染预防和控制制度的落实、检查、反馈,发现问题进行持续质量改进。

(一) 透析中心设置

1. 透析中心的结构和布局应合理布局,必须具备的功能区包括透析治疗区(普通透析治疗区/机、阳性透析治疗区/机、观察透析治疗区/机);其他功能区域包括医护人员办公室和生活区、水处理间、库房、透析准备室、候诊处、污物处置室等。

(1)透析治疗区:应达到《医院消毒卫生标准》(GB 15982—2012)中规定的Ⅲ类环境,并保持安静,光线充足。具备空气消毒装置、独立循环空调等。保持空气清新,必要时应当使用通风设施。

(2)透析准备室:应达到《医院消毒卫生标准》(GB 15982—2012)中规定的对Ⅲ类环境的要求。用于配制透析中需要使用的药品如肝素盐水、尿激酶封管液等。用于储存备用的消毒物品(置管及透析相关物品)等。

(3)专用手术室:手术室管理同医院常规手术室,应达到医院常规手术室要求。

(4)水处理间:应维持合适的室温,并有良好的隔音和通风条件。水处理设备应避免日光直射,放置处应有水槽。地面应进行防水处理并设置地漏。

(5)浓缩液配制区/集中供液配置区:应位于清洁区相对独立的区域或设置单独的房间,周围无污染原,保持环境清洁,每日紫外线进行消毒。

(6)库房:卫生材料储存应干湿分区,透析器、管路、穿刺针等卫生材料应该在干库房存放,库房应符合《医院消毒卫生标准》(GB 15982—2012)中规定的Ⅲ类环境。

(7)污物处置室:污物处置室用来暂时存放生活垃圾和医疗废弃品,需要分开存放,按医院感染要求规范处置。

2. 应设置有供医务人员进行手卫生的设备,如水池、非接触式水龙头、消毒洗手液、速干手消毒剂、干手物品。

3. 配备足够的工作人员个人防护用品,如手套、口罩、工作服等。

4. 乙型肝炎、丙型肝炎、梅毒等患者必须分区分机进行隔离透析,感染病区的机器不能用于非感染患者的治疗,应配备感染患者专门的透析操作用品车。艾滋病及特殊传染病(如新型冠状病毒等)感染患者,应按当地有关部门要求,及时转诊到指定医院进行透析。

5. 对于血培养结果阳性的特殊感染,如耐甲氧西林金黄色葡萄球菌

（methicillin-resistant staphylococcus aureus，MRSA）、鲍曼不动杆菌、肺炎克雷伯菌等痰培养阳性患者，应严格按照接触隔离操作原则进行透析治疗和透析后用物、垃圾处理。

6. 飞沫传播患者应按国家要求转诊到符合要求的隔离病房进行连续性肾替代治疗（continuous renal replacement therapy，CRRT）治疗，并做好相关终末消毒工作。

7. 感染区患者使用的设备和物品，如病历车、治疗车、机器等应有标识。

（二）治疗药品、物品的使用

中心治疗药品、物品的使用应遵守单程供应策略。

1. 由库房发货至治疗区域的物品必须符合清洁或消毒要求，护士按治疗需要发放；透析使用的抗凝剂、透析中的用药及封管液等须在透析准备间准备，然后送至透析单元。

2. 进入透析单元的治疗物品（尤其是阳性区域），不可再返回透析准备间或退回库房。

3. 不能将传染病区患者的物品带入非传染病区。

（三）设备消毒

定期进行透析机、水处理设备、透析浓缩液配制设备的清洗消毒并记录。

1. 透析机消毒

（1）透析机器外部消毒：每次透析治疗开始前和结束后，应对透析机外部采用消毒湿巾或含氯消毒液擦拭消毒。

（2）透析机器内部消毒：每班透析结束时应对机器内部管路进行消毒。消毒方法按机器说明书进行。最好在治疗结束后（两班之间）机器进行热消毒，每日治疗结束后机器进行脱钙加热消毒。

2. 水处理系统　水处理设备的滤砂、活性炭、阳离子树脂、反渗透膜等需要按照生产厂家要求或根据水质情况进行更换。

（1）石英砂过滤器根据用水量反洗为3次/周，一般每5年更换1次。

（2）活性炭过滤器反洗为3次/周，一般每5年更换1次。

（3）树脂软化器阳离子交换树脂一般每5年更换1次。

（4）再生装置的再生周期为3次/周。

（5）精密过滤器过滤精度为$5\sim10\mu m$，一般6个月更换1次。

（6）反渗透膜每5年更换1次。

（7）最好每天对水处理管路进行维护和热消毒。

3. 透析液配制系统的消毒　浓缩液配制桶需要标明容量刻度，应保持配制桶和容器清洁,定期消毒。

(1)浓缩液配制桶,每批次用反渗水清洗 1 次,每日热消毒 1 次。

(2)浓缩液配制桶滤芯每月至少更换 1 次。

(3)浓缩液 B 液管路及储液缸每天热消毒 1 次。

(四) 透析中心的消毒及监控

各种消毒液,现配现用,标识清楚,浓度达标。

1. 工作人员手卫生 透析工作人员在操作中应严格遵守手卫生制度,在透析操作中做到以下几点。

(1)医务人员在进入不同透析单元操作、接触不同患者、清洁不同机器时应洗手或用快速手消毒剂擦手并更换手套。

(2)以下情况应强调洗手或用快速手消毒剂洗手:①开始操作前;②结束操作后;③脱去个人防护用品后;④从同一患者污染部位移动到清洁部位时;⑤接触患者黏膜、破损皮肤及伤口前后;⑥接触患者血液、体液、分泌物、排泄物、伤口敷料后;⑦触摸被污染的物品后。

2. 空气、物体表面的消毒

(1)透析治疗区应当保持空气清新,治疗结束后应开窗通风 30 分钟,装备等离子空气净化系统定时进行有效的空气消毒。

(2)为防止交叉感染,患者使用的床单、被套、枕套等物品应一人一用一换。

(3)透析治疗前后对透析单元内所有的物品表面(如透析机外部、小桌板等)及地面进行擦洗消毒,具体方法为透析前后应用消毒湿巾擦拭物体表面一次,每班透析前后用消毒液(500mg/L 含氯消毒液)拖地消毒 1 次。

(4)血压计袖带、面屏每班用消毒湿巾擦拭,血压计袖带如有污渍应需要及时更换。

六、医院感染暴发的预警与处置工作

1. 发现疑似医院感染暴发或者医院感染暴发,应当在 2 小时内报告并采取应急措施,感染控制管理者或总值班接到报告后应立即赶到现场,采取有效处理措施,控制感染源,切断传播途径,积极实施医疗救治,保障医疗安全,不提供虚假材料。

2. 发生疑似医院感染暴发或者医院感染暴发时,应向中心与管理部门通报感染情况,发出预警信息。

3. 发生疑似或者确认医院感染暴发时,应遵循"边救治、边调查、边控制、妥善处置"的基本原则,分析感染源、感染途径,及时采取有效的控制措施,积极实施医疗救治,控制传染源,切断传播途径,并及时开展现场流行病学调查、环境卫生学检测、有关标本的采集和病原学检查等工作。按照《医院感染管理办法》《医院感染暴发报告及处置管理规范》的要求,按时限上报。报告包括初次报告和订正报告,订正报告应在暴发终止后 1 周内完成。如果医院感染暴发为突发公共卫生事件,应按照《突发公共卫生事件应急条例》处置。

4. 在医院感染暴发调查与控制过程中,医院感染管理专职人员、临床医务人员、微生物实验室人员及医院管理人员需要及时进行信息的交流、更新、分析与反馈。

七、流行病学调查

1. 初步了解现场基本信息,包括发病地点、发病患者数、发病人群特征、起始及持续时间、可疑感染源、可疑感染病原体、可疑传播方式或途径、事件严重程度等,做好调查人员及物资准备。

2. 分析医院感染聚集性病例的发病特点,计算疑似医院感染暴发阶段的感染发病率,与同期及前期进行比较,以确认医院感染暴发的存在。

(1)与疑似医院感染暴发前相比,发病率升高明显并且具有统计学意义或医院感染聚集性病例存在流行病学关联,则可确认医院感染暴发,开展进一步调查。疾病的流行程度虽未达到医院感染暴发水平,但疾病危害大、可能造成严重影响、具有潜在传播危险时,也应开展进一步调查。

(2)排除因实验室检测方法或医院感染监测系统监测方法等的改变而造成的医院感染假暴发。

(3)根据事件的危害程度采取相应的经验性预防控制措施,如消毒、隔离、手卫生等。

3. 结合病例发病时的临床症状、体征及实验室检查,核实病例诊断,开展预调查,明确致病因子类型(细菌、病毒或其他因素)。

4. 确定调查范围和病例定义,开展病例搜索,进行个案调查。

(1)确定调查范围和病例定义,内容包括时间、地点、人群分布特征,流行病学史,临床表现和/或实验室检查结果等。病例定义可进行修正;病例搜索时,可侧重灵敏性;确定病因时,可侧重特异性。

(2)通过查阅病历资料、实验室检查结果等各种信息化监测资料以及临床访谈报告等进行病例搜索。

(3)开展病例个案调查,获得病例的发病经过、诊治过程等详细信息。个案调查内容一般包括基本信息、临床资料、流行病学资料。

5. 对病例发生的时间、地点及人群特征进行分析。

6. 综合分析临床、实验室及流行病学特征,结合类似医院感染发病的相关知识与经验,可采取分析流行病学(如病例对照研究、队列研究、现场实验研究)和分子流行病学研究方法,查找感染源及感染途径。常见部位医院感染暴发的常见病原菌可参照表 4-1。常见医院感染暴发的主要传播途径可参照表 4-2。

表 4-1　医院感染暴发的常见病原体

部位	常见病原体
下呼吸道	铜绿假单胞菌、金黄色葡萄球菌、白假丝酵母菌、肺炎克雷伯菌、鲍曼不动杆菌、大肠埃希菌、阴沟肠杆菌、嗜麦芽窄食单胞菌
胃肠道	沙门菌属(德尔卑沙门菌、乙型副伤寒沙门菌、斯坦利沙门菌、鼠伤寒沙门菌、猪霍乱沙门菌、C 群伤寒沙门菌、布洛克兰沙门菌)、大肠埃希菌、志贺菌属、耶尔森菌属、难辨梭状芽孢杆菌、轮状病毒、诺如病毒、柯萨奇病毒
血液系统	丙型肝炎病毒、人类免疫缺陷病毒、乙型肝炎病毒、大肠埃希菌、白假丝酵母菌、凝固酶阴性葡萄球菌某些种、金黄色葡萄球菌、肺炎克雷伯菌、铜绿假单胞菌、肠球菌属、阴沟肠杆菌、鲍曼不动杆菌
手术部位	龟分枝杆菌等非结核分枝杆菌、大肠埃希菌、金黄色葡萄球菌、铜绿假单胞菌、凝固酶阴性葡萄球菌某些种、粪肠球菌、阴沟肠杆菌、鲍曼不动杆菌
眼部	流感嗜血杆菌、铜绿假单胞菌、变形杆菌、化脓链球菌、金黄色葡萄球菌、凝固酶阴性葡萄球菌某些种
皮肤软组织	金黄色葡萄球菌、铜绿假单胞菌、大肠埃希菌、表皮葡萄球菌、阴沟肠杆菌、白假丝酵母菌、鲍曼不动杆菌、粪肠球菌
泌尿道	大肠埃希菌、阴沟肠杆菌、产气肠杆菌、白假丝酵母菌、粪肠球菌、屎肠球菌、热带假丝酵母菌、铜绿假单胞菌、肺炎克雷伯菌、鲍曼不动杆菌
中枢神经系统	大肠埃希菌、克雷伯菌属、沙门菌属、弯曲菌属、金黄色葡萄球菌、凝固酶阴性葡萄球菌某些种、铜绿假单胞菌

表 4-2　医院感染暴发的主要传播途径

疾病名称	主要传播途径
乙型肝炎 丙型肝炎	主要经血液传播的疾病。使用未经规范消毒的注射器、针头、血液透析机,以及医务人员在使用和处理医疗器械过程中导致的职业暴露

续表

疾病名称	主要传播途径
肠道病毒感染	主要经粪-口传播,通过人-人之间的直接接触。通过被肠道病毒污染的医院环境、医用设施、生活用品、医务人员污染的手等间接传播。肠道病毒也可通过呼吸道传播
手术部位感染	主要经接触传播,细菌经手术人员的手、器械、纱布、冲洗液等直接进入手术野;被细菌污染的器械、敷料、消毒液和绷带可将细菌直接传入切口。也可经空气传播,皮屑、飞沫、头发上的细菌通过流动空气和污染的媒介进入切口
血液感染	病原体直接进入血流或间接接触传播。如动静脉留置导管、血液透析以及介入治疗等;或者因血管内注射被污染的药物、液体等引起
呼吸道感染	主要经空气和飞沫传播,带有病原微生物的飞沫长时间大范围悬浮在空气中导致疾病的传播或感染者在咳嗽、打喷嚏和说话时带有病原微生物的飞沫进入易感人群的眼睛、口腔、鼻咽喉黏膜等时发生传染。也可经接触传播,病原体污染医务人员的手、医疗器械、纱布、冲洗液等

八、医院感染暴发的控制和预防措施

1. 积极救治被感染的患者,对其他可能被感染患者要做到早发现、早诊断、早隔离、早治疗,做好消毒隔离工作。

2. 对与感染患者密切接触的其他患者、医务工作人员、家属等进行医学观察,观察至该病的最长潜伏期或无新发感染病例出现为止。停止使用可能污染的物品,或经严格消毒与灭菌处理及检测合格后方能使用。

3. 根据发生医院感染暴发的特点,切断其传播途径,其措施应遵循《医院隔离技术规范》(WS/T 311—2009)的要求。

4. 对免疫功能低下、有严重疾病或有多种基础疾病的患者应采取保护性隔离措施,在需要的情况下可实施特异性预防保护措施,如接种疫苗、预防性用药等。医务人员也应按照相关要求做好个人防护。

5. 评价控制措施的效果

(1)一周内不继续出现新发同类感染病例,或发病率恢复到医院感染暴发前的平均水平,说明已采取的控制措施有效。

(2)若医院感染新发感染病例持续发生,应分析控制措施无效的原因,评估可能导致感染暴发的其他危险因素,并调整控制措施,如暂时停止接收新患者;对现患者应采取针对防控措施。情况特别严重的,应自行采取或报其主管卫生行政部门后采取停止治疗并将现有患者进行分流的措施。

九、医院感染暴发的报告

疑似医院感染暴发和医院感染暴发均需要报告,报告包括初次报告和订正报告,订正报告应在暴发终止后 1 周内完成。以下为报告程序。

1. 发现 5 例以上疑似医院感染暴发或 3 例以上医院感染暴发时,中心应于 12 小时内向所在地的县级地方人民政府卫生行政部门报告,并同时向所在地疾病预防控制机构报告。

2. 发生 10 例以上的医院感染暴发、发生特殊病原体、新发病原体的医院感染、发生可能造成重大公共影响或者严重后果的医院感染时,应在 2 小时内向所在地的县级地方人民政府卫生行政部门报告,并同时向所在地疾病预防控制机构报告。

3. 如果医院感染暴发为突发公共卫生事件,应按照《突发公共卫生事件应急条例》处理。

第二节　手卫生管理制度

一、目的

规范独立透析中心工作人员手卫生的管理与基本要求、手卫生设施、洗手与卫生手消毒、外科手消毒、手卫生效果监测,避免通过手造成病原微生物传播。

二、适用范围

适用全体工作人员,包括手卫生设施配备以及所有工作人员手卫生管理。

三、术语和定义

1. 手卫生　为洗手、卫生手消毒和外科手消毒的总称。
2. 洗手　用医用抗菌洗手液和流动水洗手,去除手部皮肤污垢、碎屑和部分致病菌的过程。
3. 卫生手消毒　用速干手消毒剂揉搓双手,以减少手部暂居菌的过程。
4. 外科手消毒　外科手术前医务人员用医用抗菌洗手液和流动水洗手,再用手消毒剂清除或者杀灭手部暂居菌和减少常居菌的过程。使用的手消毒剂可具有持续抗菌活性。

5. 常居菌 能从大部分人体皮肤上分离出来的微生物,是皮肤上持久的固有寄居菌,不易被机械摩擦清除。如凝固酶阴性葡萄球菌、棒状杆菌类、丙酸菌属、不动杆菌属等,这些菌在一般情况下不致病。

6. 暂居菌 寄居在皮肤表层,常规洗手容易被清除的微生物。直接接触患者或被污染的物体表面时可获得,可随时通过手传播,与医院感染密切相关。

7. 手消毒剂 用于手部皮肤消毒,以减少手部皮肤细菌的消毒剂,如75%酒精、异丙醇、氯己定、碘伏等。

8. 手卫生设施 用于洗手与手消毒的设施,包括洗手池、水龙头、流动水、清洁剂、干手用品、手消毒剂等。

四、各部门的职责

(一) 独立透析中心

配备有效、便捷的手卫生设施,即洗手与卫生手消毒设施、干手用品,手卫生宣传图片。

1. 设置流动水洗手设施,诊疗区域最好做到配备非手触式水龙头。

2. 配备医用抗菌洗手液,盛放容器一次性使用,污染及时更换,在有效期内使用。

3. 配备干手物品或设施,避免二次污染。

4. 配备速干卫生手消毒剂,手消毒剂使用一次性包装,有良好的可接受性。

5. 手卫生设施的设置方便医务人员使用。

6. 外科手消毒设施

(1)手术间附近配置洗手池并保持清洁,备有外科洗手用品和干手物品。

(2)配备洗手计时装置、洗手流程及说明图。

(二) 感染预防和控制管理小组

负责制定手卫生的管理制度,开展监测、培训,并监督落实。负责加强对所有工作人员的指导与监督,包括患者和家属的宣教,提高手卫生的依从性;协助感染管理部门进行手消毒效果监测;每月进行手卫生调查并上报数据、公示调查结果,每季度进行手卫生质量改进分析。

(三) 医务人员

应掌握手卫生知识和正确的手卫生方法,保障洗手与手消毒的效果。

五、洗手与手卫生消毒的原则

1. 当手部有血液或其他体液等肉眼可见的污染时,应用医用抗菌洗手液和流动水洗手;手部没有肉眼可见污染时,宜使用速干手消毒剂消毒代替洗手。

2. 戴手套不能替代手卫生,摘手套后需要洗手。护理不同患者不能戴同一副手套,避免重复使用手套。

3. 采取洗手或使用速干手消毒剂的时机。

(1)直接接触每个患者前后。

(2)从同一患者身体的污染部位移动到清洁部位时。

(3)接触患者黏膜、破损皮肤或伤口前后。

(4)接触患者血液、体液、分泌物、排泄物、伤口敷料等之后。

(5)穿脱隔离衣前后,摘手套后。

(6)进行无菌操作,接触清洁、无菌物品之前。

(7)接触患者周围环境及物品后。

(8)处理药物或配餐前。

4. 接触特殊感染,如艰难梭菌感染、诺如病毒感染、手足口病等患者及污染环境后不宜使用卫生手消毒代替洗手。

5. 采取先洗手,然后进行手卫生消毒的时机。

(1)接触传染性患者的血液、体液和分泌物或被传染性致病微生物污染的物品后。

(2)直接为传染病患者进行检查、治疗、护理或处理传染患者污物之后。

6. 外科手消毒的遵循原则

(1)先洗手,后消毒。

(2)不同患者手术之间、手套破损或手被污染时,应重新进行外科手消毒。

六、洗手与手卫生消毒的方法

(一)洗手的方法(六步洗手法)

1. 流动水下,使双手充分淋湿。

2. 取适量医用抗菌洗手液,均匀涂抹至整个手掌、手背、手指和指缝。

3. 认真揉搓双手,清洗双手所有皮肤,包括指背、指尖和指缝;每步骤匀速至少5次,揉搓步骤如图4-1。

第一步:掌心相对,手指并拢,相互揉搓(图4-1a)。

第二步:掌心对手背,手指交叉指缝相互揉搓,交换进行(图 4-1b)。

第三步:掌心相对,手指交叉指缝相互揉搓(图 4-1c)。

第四步:弯曲手指使关节在另一手掌心旋转揉搓,交换进行(图 4-1d)。

第五步:右手握住左手大拇指旋转揉搓,交换进行(图 4-1e)。

第六步:将五个手指尖并拢放在另一手掌心旋转揉搓,交换进行(图 4-1f)。

4. 在流动水下彻底冲净双手,擦干。

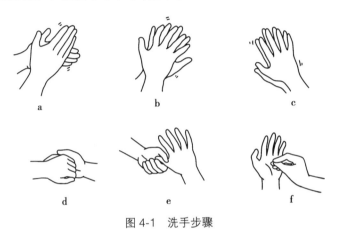

图 4-1 洗手步骤

5. 洗手的注意事项

(1)充分洗手,手指和指尖充分涂满肥皂泡,认真揉搓双手至少 15 秒,用流动水冲洗手和手腕。

(2)不戴假指甲或指甲套,剪短指甲。

(3)保持衣服远离水槽,防止被水溅湿。

(4)清洁纸巾或消毒小毛巾擦干手,也可使用烘干机。

(5)使用手触式水龙头时,借用纸巾关闭水龙头,并丢弃纸巾。

(6)避免使用过热水洗手,以减少皮肤损伤或患皮肤感染的风险。

(二) 卫生手消毒的方法

1. 挤适量手消毒剂于手掌之中。

2. 将手消毒剂完全覆盖手部皮肤,按照六步洗手法步骤充分揉搓直至手部干燥。

(三) 外科手消毒的方法

使用具有持续抗菌活性的洗手液和非手触式手消毒剂。

1. 外科洗手的方法与要求

(1)洗手之前应先摘除手部饰物,并修剪指甲,长度应不超过指尖。

(2)取适量的清洁剂清洗双手、前臂和上臂下 1/3,并认真揉搓。清洁双手时,应注意清洁指甲下的污垢和手部皮肤的皱褶处。

（3）使用流动水冲洗双手、前臂和上臂下 1/3。

（4）使用干手物品擦干双手、前臂和上臂下 1/3。

2. 外科手消毒方法

（1）冲洗手消毒方法:取适量的手消毒剂涂抹至双手的每个部位、前臂和上臂下 1/3,并认真揉搓 2～6 分钟,用流动水冲净双手、前臂和上臂下 1/3,无菌巾彻底擦干,流动水应达到《生活饮用水卫生标准》（GB5749—2006）的规定。

（2）免冲洗手消毒方法:取适量的免冲洗手消毒剂涂抹至双手的每个部位、前臂和上臂下 1/3,并认真揉搓直至消毒剂干燥。

3. 注意事项

（1）不戴假指甲,保持指甲和指甲周围组织的清洁。

（2）手消毒过程中保持双手位于胸前并高于肘部,使水由手部流向肘部。

（3）术后摘除外科手套后应洗手。

七、手消毒效果监测

1. 卫生手清毒　细菌菌落总数应 ≤10cfu/cm^2。

2. 外科手消毒　细菌菌落总数应 ≤5cfu/cm^2。

3. 医院感染管理小组负责进行监测,发生医院感染暴发时,行政管理相关部门一起进行监测。

八、培训

1. 医院感染管理小组,组织各种形式的手卫生培训,做到全员培训。

2. 感控医生、感控护士负责医务人员的手卫生监督、指导。

第三节　医务人员职业暴露防护制度

一、目的

防止医护人员在医疗相关活动中暴露于可能带有致病因子的污染物而发生感染,采取有效的防护从而减少和避免感染性物质暴露引起的职业损伤。

二、术语和定义

1. 职业安全　以防止医务人员在医疗相关活动中发生各种伤亡事故为

目的,在规章制度、工作条件、教育培训等方面所采取的相应措施。

2. 防护措施　避免医务人员在工作中接触感染性物质而采取的隔离、屏蔽、个人防护等措施或手段。

3. 个人防护用品　为使职工在职业活动过程中免遭或减轻事故和职业危害因素的伤害而提供的个人穿戴用品。

4. 职业暴露　指医务人员在从事诊疗、护理活动过程中接触有毒、有害物质或传染病病原体,从而损害健康或危及生命的一类职业暴露。医务人员职业暴露,又分感染性职业暴露,放射性职业暴露,化学性(如消毒剂、某些化学药品)职业暴露及其他职业暴露。

5. 血源性病原体　指存在于血液和某些体液中的能引起人体疾病的病原微生物,例如乙型肝炎病毒(heptitis B virus,HBV)、丙型肝炎病毒(heptitis C virus,HCV)和人免疫缺陷病毒(human immunodeficiency virus,HIV)等。

6. 职业接触　指医务人员在医疗相关活动中,通过眼、口、鼻及其他黏膜、破损皮肤或非胃肠道接触病原体的状态。

7. 非胃肠道接触　指医务人员在医疗相关活动中,通过针刺、咬伤、擦伤和割伤等途径穿透皮肤或黏膜屏障接触病原体的状态。

8. 污染　指工作环境、物体内或其表面存在病原体或者其他潜在传染性物质的状态。

9. 被污染的衣物　指被含血源性病原体的血液或其他潜在传染性物质污染,或者可能包裹有污染锐器的衣物。

10. 标准预防　认定患者血液、体液、分泌物、排泄物均具有传染性,接触上述物质者必须采取的防护措施。标准预防是根据普遍预防原则,医疗卫生机构所采取的一整套预防控制病原体职业接触的程序和措施。

11. 特殊预防　基于传播方式的隔离。对确诊或可疑的传染患者在标准预防的基础上,采取附加预防。

12. 接触后预防　在接触可能感染病原体的血液或其他体液之后,应立即采取的一整套预防控制措施,包括应急处理、对接触源的评价、对接触者的评价和接触后预防措施、咨询与随访等。

13. 被污染的锐器　指被污染的能刺破皮肤的物品。包括使用后的注射针、穿刺针和缝合针等针具,各类医用或检测用锐器、载玻片、破损玻璃试管、安瓿、固定义齿并暴露在外的金属丝及实验室检测器材等。

三、适用范围

适用于全体医务人员及相关工作人员。

四、标准预防和特殊预防

（一）标准预防的基本特点

1. 既要防止血源性疾病的传播,也要防止非血源性疾病的传播。

2. 强调双向防护,即防止疾病从患者传至医务人员,也要防止从医务人员传至患者。

3. 针对所有为患者实施操作的全过程。

（二）标准预防的措施

1. 工作人员更换工作鞋及干净整洁工作服进入血液净化中心。不戴戒指、耳环;不着工作服进食堂及离院外出,不在治疗区域进食或饮水。

2. 操作前后要做好手卫生,进行操作时按要求规范使用个人防护用品,包括戴口罩、手套等,必要时穿戴个人防护用品(穿隔离衣、戴护目镜或面罩等)。操作后不能用污染的手或戴手套接触清洁物品,例如使用电脑、电话机等。

3. 处理医疗污物或医疗废物时要戴手套,处理以后要洗手,规范处置锐器以防锐器伤。

4. 妥善存储化学消毒剂。配制时应戴防护手套、口罩,防止消毒液溅到皮肤、眼内,一旦溅到应及时用清水冲洗。

5. 工程师在维修机器时应做好防护措施,如戴手套、口罩。

6. 工勤人员在收集整理透析器、血路管时,需要戴围裙、袖套、手套和口罩等防护措施,接触污染物品时要戴一次性手套,处理完后要脱去手套并洗手,不能用污染的手碰触清洁物品。

7. 对从事透析的医务人员应定期进行乙型肝炎和丙型肝炎标志物监测。对于乙型肝炎阴性的人员建议注射乙肝疫苗。

8. 对中心的环境、床栏、床边、床头桌、椅、门把手等经常接触的物体表面定期清洁,从相对清洁到相对污染,分区多块消毒。遇有污染时应随时消毒。可重复使用的医疗用品、设备,在不同患者间使用需要进行清洁、消毒或灭菌。

9. 医务人员遇针刺伤后

(1)紧急处理办法:轻轻挤压伤口,尽可能地挤出损伤处的血液,再用流动水冲洗(黏膜可用生理盐水反复冲洗),然后用消毒液进行消毒并包扎伤口。

(2)填写《医务人员职业暴露登记表》,交中心的医院感染管理部门备案。

（3）被 HBV 阳性患者血液、体液污染的锐器刺伤，推荐在 24 小时内注射乙肝免疫高价球蛋白，同时进行血液乙肝标志物检查，阴性者于 1~3 月后再检查，仍为阴性可予以皮下注射乙肝疫苗。对接种过疫苗，并且乙型肝炎表面抗体(heptitis B surface antibody, HBsAb) 阳性者，一般无须特殊处理。被 HCV 阳性患者血液、体液污染的锐器刺伤后，推荐进行基线和 3~6 月后丙肝抗体、HCV RNA 和肝功能检查，目前不推荐采用接触后预防措施。被梅毒阳性患者血液、体液污染的锐器刺伤，推荐在 24 小时内注射长效青霉素，同时进行梅毒指标的检查。

（三）特殊预防

根据病原体传播途径采取的隔离措施，包括保护性隔离、接触隔离、飞沫隔离和空气隔离。对需要采取特殊预防的患者，如独立透析中心若无相应条件，应将此类透析患者转诊至上级医院进行透析治疗。

（四）标准预防和特殊预防相结合

对需要采取特殊预防的患者，应该首先保证做好标准预防。标准预防是独立透析中心中感染预防和控制的基础，特殊预防应该和标准预防相结合。

五、个人防护用品的使用

（一）手套

1. 接触血液、体液、分泌物、排泄物、呕吐物及污染物品时，应戴清洁手套。

2. 进行手术等无菌操作、接触患者破损皮肤、黏膜时，应戴无菌手套。

3. 手部皮肤破损而有可能接触患者血液、体液时，应戴双层手套。

4. 接触保护性隔离患者，接触不同患者须更换手套，手套被污染后应立即更换。

5. 对感染性疾病，如传染病患者、多重耐药菌感染(或病原菌定植) 患者等实施操作时，应戴手套。

6. 从潜在污染区进入污染区时，应戴手套。

7. 运输废弃物的人员必须戴厚质乳胶清洁手套。

8. 操作完毕脱去手套后应洗手，必要时进行手消毒。

（二）口罩、护目镜、面罩

1. 接触保护性隔离患者、进行体腔穿刺等操作时，应戴医用外科口罩。进入手术室戴系带的医用外科口罩。

2. 接触或可能接触空气隔离患者或近距离(1 米以内)接触飞沫隔离患

者时,戴医用防护口罩。在进行诊疗、护理、操作,与患者近距离接触,可能发生患者血液、体液、分泌物喷溅时,根据可能产生喷溅的范围大小合理选择防护眼罩或全面型防护面罩。

3. 护目镜、面罩佩戴前应检查有无破损,佩戴装置有无松懈。每次使用后应进行清洁与消毒。

（三）隔离衣

1. 为需要采取接触、飞沫隔离的患者进行近距离操作时,需要穿隔离衣。

2. 可能受到患者血液、体液、分泌物、排泄物喷溅时,应穿戴具有防渗透性的隔离衣。

3. 对患者实行保护性隔离时,如大面积烧伤、骨髓移植患者等做透析治疗护理时,应穿隔离衣。

（四）防护服

接触甲类传染病或按甲类传染病管理的透析患者时;接触经空气传播、飞沫传播、气溶胶传播的传染病透析患者,可能受到患者血液、体液、排泄物喷溅时,应穿防护服。

（五）帽子

进入手术室半限制区时必须戴外科帽子。

（六）围裙（不作为基本要求）

1. 一次性防水围裙应一次性使用,受到明显污染时应及时更换。

2. 重复使用的围裙,用后应及时清洗与消毒。

3. 遇有破损或渗透时,应及时更换。

4. 可能有分泌物及其他污染物喷溅、配制消毒液时,应穿防水围裙。

六、个人防护用品穿戴与脱卸流程

（一）穿戴防护用品应遵循的程序

1. 清洁区进入潜在污染区　洗手→戴帽子→穿防护工作衣裤→换防护工作鞋→进入潜在污染区。手部皮肤有破损时应戴乳胶手套。

2. 潜在污染区进入污染区　戴医用防护口罩→穿隔离衣或防护服→必要时戴护目镜/防护面罩→戴手套→穿鞋套→进入污染区。

（二）脱防护用品应遵循的程序

1. 医务人员离开污染区进入潜在污染区前　摘手套、手卫生→摘护目镜/防护面屏→脱隔离衣或防护服→脱鞋套→手卫生(洗手或手消毒)。用后物品分别放置于专用污物容器内。

2. 从潜在污染区进入清洁区前　洗手和/或手消毒→脱工作服→摘医

用防护口罩→摘帽子→洗手和/或手消毒后,进入清洁区。

(三)穿脱防护用品的注意事项

1. 医用防护口罩的效能可持续应用6~8小时,污染或潮湿时及时更换。

2. 离开隔离区前对佩戴的护目镜或防护面屏需要进行消毒,如用75%酒精或消毒湿巾擦拭。

3. 医务人员接触多个同类传染病患者时,防护服可连续应用。

4. 接触疑似患者,防护服应在接触的每个患者之间进行更换。

5. 防护服被患者血液、体液、污物污染时,应及时更换。

6. 戴医用防护口罩应进行面部密合性试验。

7. 如遇特殊情况,个人防护用品的穿戴和脱卸流程按国家要求进行。

(四)口罩的佩戴脱卸方法

1. 外科口罩的佩戴方法(图4-2)

(1)口罩罩住鼻、口及下巴,口罩下方带系于颈后,上方带系于头顶中部(图4-2a),然后再将下方带系于头部下方(图4-2b)。

(2)将双手指尖放在鼻夹上,从中间位开始,用手指向内按压,并逐步向两侧移动,根据鼻梁形状塑造鼻夹(图4-2c)。

(3)调整口罩上下位置,以保证全部遮盖面部(图4-2d)。

2. 外科口罩的脱卸方法

(1)先解开下面的系带(图4-2e),再解开上面的系带(图4-2f)。

(2)用手仅捏住口罩的系带丢至医疗废物容器内(图4-2g),脱卸时勿触摸口罩外面。

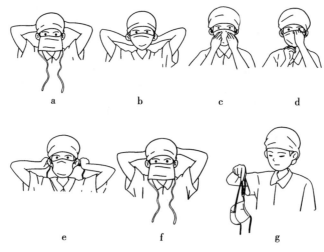

图4-2 医用外科口罩佩戴脱卸方法

3. 医用防护口罩的佩戴方法(图4-3)

(1)一手托住防护口罩(图4-3a)。

(2)将防护口罩罩住鼻、口及下巴,鼻夹部位向上紧贴面部(图4-3b)。

(3)用另一只手将下方系带拉过头顶,放在颈后双耳下,再将上方系带拉至头顶中部(图4-3c)。

(4)将双手指尖放在金属鼻夹上,从中间位置开始,用手指向内按鼻夹,并分别向两侧移动和按压,根据鼻梁的形状塑造鼻夹(图4-3d)。

(5)进行口罩密闭性测试,检查口罩是否存在漏气或者阻碍呼吸的情况(图4-3e)。

4. 医用防护口罩的脱卸方法

(1)先摘取下系带(图4-3f)。

(2)再拉住上系带(图4-3g),随后双手向前将口罩拉离面部(图4-3h),摘取过程中不要触摸口罩外面(污染面)。

(3)捏住系带,将废弃口罩丢入黄色医疗废物垃圾桶中(图4-3i)。

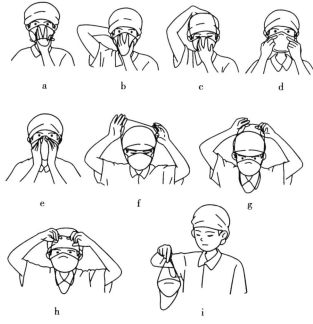

图4-3 医用防护口罩佩戴脱卸方法

5. 注意事项

(1)不应一只手捏鼻夹。

(2)医用外科口罩为一次性使用,摘下后立刻丢弃,非必需场所不佩戴。

（3）口罩潮湿后、受到患者血液、体液污染后，应及时更换。

（4）每次佩戴医用防护口罩进入工作区域之前，应进行密合性检查。检查方法将双手完全盖住防护口罩，快速的呼气，若鼻夹附近有漏气应按图4-3d、图4-3e调整鼻夹，若漏气位于四周，应调整到不漏气为止。

（五）护目镜或防护面罩的摘戴方法（图4-4）

1. 戴护目镜或防护面罩的方法　戴上护目镜或防护面罩，调节舒适度，注意与帽子、口罩密合性（图4-4a、图4-4b）。

2. 摘护目镜或面罩的方法　低头，双手捏住靠近头部或耳朵的一侧摘掉（图4-4c、图4-4d）。

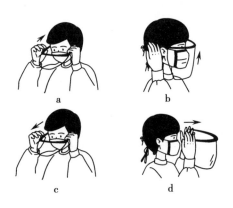

图4-4　护目镜或防护面罩的摘戴方法

（六）无菌手套脱戴方法

1. 戴无菌手套方法（图4-5）

（1）打开手套包，一手掀起口袋的开口处（图4-5a）。

（2）另一手捏住手套翻折部分（手套内面）取出手套，对准五指戴上（图4-5b）。

（3）掀起另一只袋口，以戴着无菌手套的手指插入另一只手套的翻边内面（图4-5c）。

（4）将手套戴好，然后将手套的翻转处套在工作衣袖外面（图4-5d）。

2. 脱手套的方法

（1）用戴着手套的手捏住另一只手套污染面的边缘将手套脱下（图4-5e）。

（2）戴着手套的手握住脱下的手套，用脱下手套的手捏住另一只手套清洁面（内面）的边缘，将手套脱下（图4-5f）。

（3）用手捏住手套的内面，放置医疗废物容器内（图4-5g）。

3. 注意事项

（1）诊疗、护理不同的患者之间应更换手套。

（2）操作完成脱去手套后,应按规定程序与方法洗手,戴手套不能替代洗手,必要时手消毒。

（3）操作时发现手套破损时,应及时更换。

（4）戴无菌手套时,应防止手套污染。

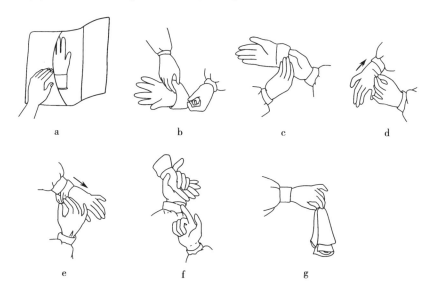

图 4-5　无菌手套脱戴方法

（七）隔离衣与防护服的穿脱方法

1. 穿隔离衣的方法(图 4-6)

（1）右手提衣领,左手伸入袖内,右手将衣领向上拉,露出左手(图 4-6a)。

（2）换左手持衣领,右手伸入袖内,露出右手,勿触及面部(图 4-6b)。

（3）两手持衣领,由领子中央沿着边缘向后在颈部系好(图 4-6c)。

（4）再扎好袖口(图 4-6d)。

（5）将隔离衣的一边(约在腰下 5cm)渐向前拉,见到边缘捏住(图 4-6e)。

（6）同法捏住另一侧边缘(图 4-6f)。

（7）双手在背后将衣边对齐(图 4-6g)。

（8）向一侧折叠,一手按住折叠处,另一手将腰带拉至背后折叠处(图 4-6h)。

（9）将腰带在背后交叉,回到前面将带子系好(图 4-6i)。

2. 脱隔离衣的方法

（1）解开腰带，在前面打一活结（图4-6j）。

（2）解开袖带，塞入袖袢内，充分暴露双手，进行手消毒（图4-6k）。

（3）解开颈后带子（图4-6l）。

（4）右手伸入左手腕部的袖内，拉下袖子过手（图4-6m）。

（5）用遮盖着的左手握住右手隔离衣袖子的外面，拉下右侧袖子（图4-6n）。

（6）双手转换逐渐从袖管中退出，脱下隔离衣（图4-6o）。

（7）左手握住领子，右手将隔离衣两边对齐，污染面向外悬挂污染区；如果悬挂污染区外，则污染面向里。

（8）不再使用时，将脱下的隔离衣污染面向内，卷成包裹状，放置医疗废物容器内或放入回收袋中（图4-6p）。

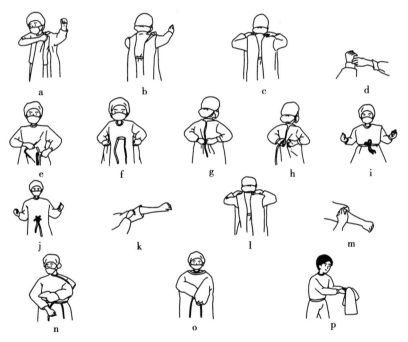

图4-6 隔离衣的穿脱方法

3. 穿脱防护服的方法（图4-7）

（1）连体或分体防护服，应遵循先穿下衣，再穿上衣，然后戴好帽子，最后拉上拉锁的顺序。

（2）脱分体防护服时应先将拉链拉开（图4-7a）。向上提拉帽子，使帽子脱离头部（图4-7b）；脱上衣，将污染面向里放入医疗废物袋（图4-7c）；脱下衣，由上向下，边脱边卷，污染面向里（图4-7d），脱下后置于医疗废物袋

（图 4-7e）。

（3）脱连体防护服时，先将拉链拉到底（图 4-7f）。向上提拉帽子，使帽子脱离头部，脱袖子（图 4-7g、图 4-7h）；由上向下，边脱边卷（图 4-7i），污染面向里，直至全部脱下后放入医疗废物袋内（图 4-7j）。

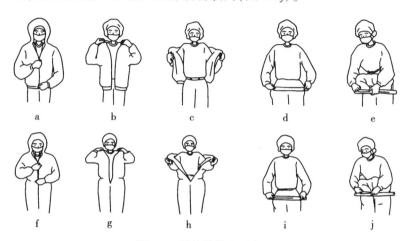

图 4-7 防护服的穿脱方法

4. 注意事项

（1）隔离衣和防护服只限在规定区域内穿脱。

（2）穿前应检查隔离衣和防护服有无破损；穿时勿使衣袖触及面部及衣领，发现有渗漏或破损应及时更换；脱时应注意避免污染。

七、锐器伤的预防

1. 操作在光线充足的地方进行。

2. 禁止将使用后的一次性针头重新套上针头套。

3. 禁止将已使用的注射器再次套帽。

4. 禁止用手直接接触使用后的针头、刀片等锐器。

5. 禁止用手弯折或拔除污染针与其他锐器，必须用机械方法。

6. 禁止将针头放置在床边、小车顶部。

7. 使用后的锐器直接放入耐刺、防渗漏的锐器盒。

8. 使用具有安全性能好的注射器、输液器。

9. 采集患者血液、体液标本时要注明隔离标记，采用真空采血系统，执行安全注射。

10. 应及时处理针头及其他锐利器械，避免集中处理时的二次损伤。

11. 有关血液与感染性材料的操作应减少溅出物、滴液。

12. 手术时使用消毒盘传递器械,不直接传递,不直接用手安装锐利器械,借助工具。

13. 定期进行自我检查,及时发现破损的皮肤及黏膜,及时处理,及时采取措施。

14. 如果发生锐器伤,首先要保持镇静,戴手套者迅速、敏捷地按常规脱去手套,按锐器伤处理流程处理。

八、宣教培训

1. 培训对象　全体医务人员、工程技术人员、后勤人员、患者及家属。
2. 培训方式　授课、示范、网络课件、宣教等。
3. 培训内容
(1) 医院感染的职业安全制度。
(2) 个人防护用品的正确使用。
(3) 标准预防和特殊预防的概念和操作。
(4) 职业暴露的报告。

第四节　医疗废物管理制度

一、目的

规范独立透析中心对感染性医疗废物的管理,有效预防和控制感染性医疗废物对人体健康和环境产生的危害。

二、原则

医院感染管理委员会依据《医疗废物管理条例》(中华人民共和国国务院令第 380 号)、《医疗卫生机构医疗废物管理办法》(卫生部令第 36 号)、关于印发《医疗废物分类目录》的通知(卫医发〔2003〕287 号)《医疗废物专用包装袋、容器和警示标志标准》(HJ 421—2008),制定本制度。

三、适用范围

1. 适用于感染性医疗废物的收集、运送、贮存、处置以及监督管理等活动,包括感染性、损伤性、医疗废水和少量药物性废物等。
2. 医疗卫生机构收治的传染病患者或者疑似传染病患者产生的生活垃圾,按照感染性医疗废物进行管理和处置。

四、术语和定义

1. 医疗废物　医疗、预防、保健以及其他相关活动中产生的具有直接或间接感染性、毒性以及其他危害性的废物。

2. 感染性废物　携带病原微生物具有引发感染性疾病传播危险的医疗废物。

3. 损伤性废物　能够刺伤或者割伤人体的废弃的医用锐器。

4. 药物性废物　过期、淘汰、变质或者被污染的废弃的药品。

5. 化学性废物　具有毒性、腐蚀性、易燃易爆性的废弃的化学物品。

五、医疗废物管理责任人

责任人:独立透析中心法定代表人。

六、各部门职责

1. 产生医疗废物的部门　负责对本部门的医疗废物进行分类管理,有医疗废物分类收集方法的示意图或者文字说明,医疗废物从本部门运出的核对、登记。

2. 医院感染管理小组　制定感染性医疗废物管理的规章制度、工作流程和要求、发生医疗废物流失、泄漏、扩散和意外事故的应急方案。落实《医疗废物管理条例》,并负责指导、监督感染性医疗废物分类收集、运送、暂时贮存及机构内处置过程中各项工作的落实情况;负责指导、监督医疗废物处理过程中的职业卫生安全防护工作;负责组织医疗废物流失、泄漏、扩散和意外事故发生时的紧急处理工作;监督和指导,对相关人员进行培训;负责及时分析和处理医疗废物管理中的其他问题。

3. 后勤管理小组　负责对医疗废物处置机构资质的审核,负责医疗废物的收集、运送、暂存和处置;负责对运送工具的清洁、消毒和暂存点的管理;负责对员工的定期体检、为员工提供必要的职业防护用品;负责组织相关工作人员的培训。负责有关医疗废物登记和档案资料的管理。

七、医疗废物分类和标识

按照原卫生部颁布的《医疗废物分类目录》进行医疗废物分类。按照《医疗废物专用包装袋、容器和警示标志标准》规定,警示标志的形式应为直角菱形,警告语应与警示标志组合使用,样式如图4-8。

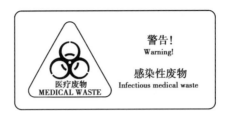

图 4-8 感染性废物标识

八、医疗废物的分类收集、运送与暂时贮存及处置

(一) 医疗废物的收集

及时收集医疗废物,处理时应采取分类收集原则,尽量减少有害有毒废弃物和带传染性废弃物的数量,有利废弃物的回收利用和处理。

1. 严把处理关 产生医疗废物(透析器、滤过器、血路管)后立即分类放入相应的专用容器,集中清点、登记后由医院相关部门统一负责回收。包装物或者容器无破损;固体废物不撒落、液体不渗漏;放入包装物或者容器内的废物不得取出。

2. 医疗废物和生活垃圾分类收集,发生混装时按医疗废物处理。

3. 生活垃圾放入黑袋,医疗废物放入专用黄袋,损伤性废物放入锐器盒。

4. 医疗废物包装袋或锐器盒外表面被污染时,必须对被污染处和包装袋外表面进行消毒。外再加一层包装,锐器盒可放入大一号的锐器盒中或加一层黄色废物袋。

5. 少量的药物性废物可以放入黄色医疗废物袋。

6. 特殊感染废物用双层医疗废物袋包装,包装袋外有明显的"特殊感染"标识。

7. 特殊感染包括多重耐药菌感染以及特殊病原体(如肝炎病毒、梅毒等)所致的感染。

8. 损伤性废物(如针头、刀片、缝合针、输液器、内瘘穿刺针、安瓿等)必须立刻放入锐器盒中。禁止将使用后的一次性针头重新套上针头套。禁止用手直接接触使用后的针头、刀片等锐器。不徒手摘除注射器针头,可借助持针器脱卸针头。

9. 固定医疗废物的收集位置,医疗废物间或柜需要贴上标识并上锁。发生医疗废物流失时应立刻报告医院感染预防和控制管理小组。

10. 医疗废物不能超过包装物或者容器的 3/4,各废物产生部门负责打包(鹅颈法)、贴上标签,标明产生科室、产生日期、类别及需要特别说明的内容。

11. 液体污物及污水需要按国家相关规范排入医疗污水系统。

(二)医疗废物的转运

1. 收集人员每天固定时间上门收集,并核对医疗废物数量,双签名。

2. 收集人员将标识、标签及封口符合要求的医疗废物放入转运箱并封口,贴好标签,按固定路线转运至暂存点。

3. 每天运送工作结束后,应当对运送工具及时进行清洁和消毒。

4. 收集人员在转运医疗废弃物时,防止医疗废物直接接触身体,转运中严禁扔、摔装有医疗废物的废物袋或容器,以避免造成包装破损和废物的泄露。

5. 若发生医疗废物外泄、扩散,应按应急流程处理。

(三)医疗废物暂存点管理

1. 存放医疗废物的容器必须有盖,随时关启。

2. 医疗废物暂时贮存的时间不得超过 2 天,专人管理,具体按要求执行。

3. 医疗废物暂存区门口无障碍物,门口张贴医疗废物警示标识和"禁止吸烟、饮食"的警示标识,禁止非相关人员进入,平时上锁。地面和墙壁易于清洁和消毒,房间有防渗漏、防鼠、防蚊蝇、防蟑螂、防盗、防非工作人员接触等安全措施。

4. 医疗废物运出后,暂存点每天用有效含氯消毒剂对地面和物体表面消毒。

(四)医疗废物的处置

有医疗废物处置资质的机构,负责中心医疗废物的收集、运送、暂存和处置。

(五)医疗废物交接登记

1. 每天定时到中心收集医疗废物,双方交接清楚后签字。

2. 医疗废物收集人员对中心的医疗垃圾进行登记。记录内容:来源、种类、数量和重量、交接时间以及交付者与接收者双签名内容。黄色塑料医疗废物转运箱由保管者张贴中文标签,标明医疗废物产生单位、生产日期、类别及需要特别说明的事项等。

3. 登记资料保存 5 年。

4. 禁止私自转让、买卖医疗废物。

九、医疗废物意外泄露时应急处理

1. 处理原则　遵循医疗废物管理制度,限制暴露者,限制环境影响。

2. 医疗废物发生流失、泄漏、扩散等意外事故时应及时采取应急措施,并启动意外事故应急预案,向中心医院感染预防和控制管理小组报告。以下为应急处理流程。

(1)确定流失、泄漏、扩散的医疗废物的类别、数量、发生时间、影响范围及严重程度。

(2)组织有关人员尽快按应急预案,对发生医疗废物泄漏、扩散的现场进行处理。

(3)工作人员做好职业安全防护后进行清理工作。

(4)处理被医疗废物污染的区域时,尽可能减少对患者、医务人员、其他现场人员及环境的影响。

(5)采取安全处置措施,对泄漏物及受污染的区域、物品进行消毒或者进行其他无害化处置,必要时封锁污染区域,疏散在场人员,防止污染扩大。

(6)对感染性废物污染区域进行消毒时,消毒工作从污染最轻区域向污染最严重区域进行,也应当对可能被污染的所有使用过的工具进行消毒。

(7)工作结束后,中心对事件的起因进行调查,总结教训,处理结束后写事情经过与预防措施,交医院感染预防和控制管理小组备案。

十、职业安全防护

1. 收集人员上门收集医疗废物时穿戴的防护用品,包括外科口罩、帽子、围裙、乳胶手套、胶鞋,携带的物品包括物品消毒液、免洗手消毒液、应急包(内有一次性防护服、吸水材料、干净的医疗废物袋、防护口罩)。

2. 收集人员在临床部门处理完医疗废物后,应摘去手套并洗手,然后进行交接登记。

3. 当收集人员或其他员工被医疗废物刺伤、擦伤时,立刻按针刺伤处理,并报告相关管理部门。

十一、培训

1. 准备培训材料,制定培训计划。

2. 对全体员工进行培训,提高对医疗废物管理工作的认识。

3. 加强对医务人员进行医疗废弃物分类处置、自身防护等知识的培训。

4. 对从事医疗废物分类收集、运送、暂时贮存、处置等工作的人员和管理人员,进行安全防护以及紧急处理等知识的培训。应当达到以下要求。

(1)掌握医院医疗废物管理的规章制度、工作流程和各项工作要求。

(2)掌握医疗废物分类收集、运送、暂时贮存的正确方法和操作程序。

(3)掌握医疗废物分类中的安全知识、专业技术、职业卫生安全防护等知识。

(4)掌握职业暴露后的应急处理措施。

(5)掌握发生医疗废物流失、泄漏、扩散和意外事故情况时的应急处理措施。

5. 对患者及家属的宣传教育 告知患者正确做好医疗废物和生活垃圾的分类,医疗场所张贴醒目的分类图。

第五节 患者感染管理制度

一、目的

建立独立透析中心的感染预防和控制管理体系,落实患者感染管理细节,推动感染防控工作的顺利进行。

二、原则

根据《医院感染管理办法》规定,由集团的感染预防和控制管理委员会或独立透析中心的感染预防和控制管理小组制定。

三、适用范围

全体医务人员、工程技术人员、透析患者及家属。

四、患者感染管理

HBV、HCV、梅毒螺旋体及 HIV 感染的患者必须分区分机进行隔离透析,并进行必要的病原学检查。HIV 感染者应该转到指定医院或病区进行治疗,或进行腹膜透析。

1. 透析患者传染病病原微生物监测

(1)对于第一次开始透析的新入患者或由其他中心转入的患者必须在

治疗前进行乙型肝炎、丙型肝炎、梅毒及艾滋病感染的相关检查。对于 HBV 抗原阳性患者应进一步行 HBV-DNA 及肝功能指标的检测,对于 HCV 抗体阳性的患者,应进一步行 HCV-RNA 及肝功能指标的检测。保留原始记录,登记患者检查结果。

(2)对长期透析的患者应至少每六个月检查 1 次乙型肝炎、丙型肝炎、梅毒和 HIV 病毒标志物的指标;保留原始记录并登记备案。

(3)对于血液透析患者存在不能解释肝脏转氨酶异常升高时应进行 HBV-DNA 和 HCV-RNA 定量检查。

(4)如有患者在透析过程中出现乙型肝炎、丙型肝炎病毒检测阳性,应立即对密切接触者进行标志物检测。

(5)对于怀疑可能被感染的患者,如病毒检测阴性,应在 1 个月后重复检测病毒标志物,连续检测 3 个月。

2. 告知患者血液透析可能带来的血源性传染性疾病,要求患者遵守血液透析中心有关传染病控制的相关规定(如消毒隔离、定期监测等),并签署透析治疗知情同意书。建议对乙型肝炎阴性患者进行乙肝疫苗接种,对 HBV-DNA 及肝功能指标检测异常的患者需要进行乙肝治疗;对 HCV-RNA 阳性患者进行药物规范治疗,每月复查 HCV-RNA 指标,直至持续 6 个月检测阴性。

3. 建立患者档案,在电脑排班表上对 HBV、HCV、梅毒螺旋体及 HIV 感染的患者作明确标识,病历等文件定区域放置。

4. 在机器上对 HBV、HCV、梅毒螺旋体及 HIV 感染的患者作明确标识。

5. 护理人员应相对固定,照顾 HBV、HCV、梅毒螺旋体及 HIV 感染的患者的护理人员不能同时照顾未患上述疾病的患者。

6. 透析患者合并多重耐药菌感染的应参照医院感染控制的要求做好相应的接触隔离。

第六节 感染预防与控制督查

一、目的

建立有效的医院感染监测与通报制度,明确医院感染监测的内容和方法,及时诊断医院感染病例,分析发生医院感染的危险因素,采取针对性的预防与控制措施,有效控制医院感染的发生。

二、定义

1. 医院感染监测　长期、系统、连续地收集、分析医院感染在一定人群中的发生、分布及其影响因素,并将监测结果报送和反馈,为医院感染的预防、控制和管理提供科学依据。

2. 综合性监测　连续不断地对中心的全部透析患者、医务人员和相关设备进行医院感染及其有关危险因素的监测。

3. 目标性监测　针对高危人群、高发感染部位(导管或内瘘)等开展的医院感染及其危险因素(透析相关用水)的监测。

三、适用范围

全体工作人员。

四、医院感染的监测与调查

1. 独立透析中心有医院感染监测计划,有综合性监测、目标性监测、医院感染预防与控制相关因素(如消毒、灭菌和环境卫生学等)的监测,监测方法规范。

2. 开展医院感染预防与控制措施,如手卫生、皮肤准备、预防导管相关血行感染,最大无菌屏障等依从性的监测。

3. 根据风险评估开展目标性监测,目标性监测内容包括监测反渗水、透析液、置换液的细菌及内毒素指标,监测空气、物体表面、医护人员手表面的细菌培养,导管相关血流感染。

(1)透析用水的监控及空气的微生物培养监测须由经过培训的护士专人实施及管理,保留原始记录,建立登记表。医院感染管理小组定期对中心工作人员的手、物体表面的微生物培养进行监测。

1)反渗水、透析液、置换液细菌培养应每月 1 次(其中反渗水采样部位为输水管路的末端),反渗水、透析液的细菌数<100cfu/ml,置换液的细菌数<10^{-6}cfu/ml,每台透析机每年至少检测 1 次,并监测值在 50%时进行干预。

2)反渗水、透析液、置换液内毒素检测每季度 1 次(其中反渗水采样部位为输水管路的末端),反渗水、透析液的内毒素<0.25EU/ml,置换液的内毒素<0.03EU/ml,每台透析机每年至少检测 1 次,并监测值在 50%时进行干预。

3)每月进行空气培养,用直径9cm的平皿放置 5 分钟后进行培养,细菌菌落总数≤4cfu/cm³。

4）每月进行物品表面细菌培养,细菌数<10cfu/cm²。

5）每月进行工作人员手表面细菌培养,细菌数<10cfu/cm²。

（2）发现透析用水监控及空气、物体表面微生物监测指标有异常或超标,应及时上报、整改并记录。

（3）化学污染物情况至少每年测定 1 次,反渗水硬度、总氯量检测每日进行 1 次,正常值参考 2008 年美国医疗器械促进协会（Association for the Advancement of Medical Instrumentation,AAMI)标准。

（4）导管相关血流感染发生率<1.7‰。

4. 医院感染发病率应<10%,漏报率<10%。医院感染现患率调查应每年至少开展一次。

5. 对目标性监测工作有定期(至少每季度)检查、自查,对监测资料有定期(至少每季度)总结、分析与反馈,能体现持续质量改进。

6. 逐步完善监测资料管理电子化,宜采用信息技术对医院感染及其危险因素进行监测、分析,其结果对医院感染预防及控制决策提供支持作用。

7. 医院感染预防和控制管理小组人员有权查阅、收集和登记在院患者的数据、病例信息,包括患者基本资料、医院感染信息、相关危险因素、病原体及病原菌的药物敏感试验结果和抗菌药物的使用情况、医疗与护理记录、实验室与影像学报告和其他部门的信息。

8. 根据监测结果和国家相关规定制定防控计划。

五、医院感染报告

（一）医院感染暴发报告
1. 包括初次报告和订正报告,订正报告应在暴发终止后一周内完成。
2. 报告程序按照《医院感染暴发报告及处置管理规范》执行。
3. 相关人员对医院感染暴发报告流程和处置预案知晓率达 100%。

（二）医院感染报告
1. 包括疑似病例、临床诊断和实验室诊断病例,由主管医生或中心指定的感控医生或护士通过医院感染管理系统在 24 小时内报告,超过 48 小时未上报的医院感染病例视为漏报病例。医院感染管理小组专(兼)职人员负责审核、会诊。报告方法遵从医院感染管理小组的规定。
2. 属于传染病的需要同时按相关规定进行传染病报卡。

六、培训

1. 利用授课、会议、网络培训等方法对医院感染防控专兼职人员和临床医务人员进行医院感染以及医院感染暴发的意识与能力培训,每年进行1次医院感染暴发应急预案的演练。

2. 对医务人员进行医院感染管理信息系统应用的培训。

第五章

透析通路管理

第一节　血液透析血管通路建立及维护

一、血管通路的建立

维持性血液透析患者常用的血管通路有三种:自体动静脉内瘘、动静脉移植血管和中心静脉导管。自体动静脉内瘘在绝大多数患者中都应该作为首先考虑的一种方式。慢性肾脏病患者预计半年内需要进行血液透析,或者糖尿病患者肾小球滤过率(glomerular filtration rate,GFR)<25ml/min,或血肌酐(serum creatinine,Scr)>352μmol/L;或者非糖尿病患者 GFR<15ml/min 或 Scr>532μmol/L 并确认肾功能不可逆转时应该考虑自体动静脉内瘘建立的准备和实施工作。如准备行动静脉移植血管则可以考虑在透析开始前 3~6 周建立。

(一)自体动静脉内瘘

这是目前最理想的永久性血管通路。动静脉内瘘成形术的建立顺序一般为先上后下,先左后右,先远后近。手术方式可以为桡动脉-头静脉吻合术,桡动脉-肘前静脉吻合术,胫前动脉-大隐静脉吻合术,脚背动脉-脚背静脉吻合术,鼻烟窝桡动脉-头静脉吻合术。吻合方式包括端端吻合、端侧吻合或侧侧吻合。头静脉与桡动脉端侧吻合术是最常见的手术方式。对于儿童、肥胖者、血管条件差者可以选择肱动脉和头静脉吻合术。手术后当静脉动脉化后可以保证有足够的血流量进行透析。评价自体动静脉内瘘建立后成熟的三个重要参数包括搏动、震颤和杂音。动静脉内瘘成熟时,搏动轻柔,容易压迫;震颤弥漫、柔和、连续、机器样;杂音弥漫、连续、收缩期和舒张期均有低调。超声测定自然血流量超过 500ml/min,内径大于等于 5mm,距皮肤深度小于 5mm。抬臂试验和搏动增强试验是初步评估自体动静脉内瘘通路流出道和流入道的最佳方法。自体动静脉内瘘使用方便、血流稳定、感染率低、可长期反复使用,理想的内瘘自然血流量至少可以达到 500ml/min 以上,以保证泵控血流量在 200ml/min 以上。内瘘的血流量应该在心脏排血量的 20% 以下,应该有足够的穿刺长度。自体动静脉内瘘的主要并发症包括狭窄、血栓形成、肢端浮肿与缺血、假性动脉瘤、感染等。

(二)动静脉移植血管

动静脉移植血管适用于自体血管条件不佳、耗竭或严重破坏,而无法建立自体动静脉内瘘的患者,包括:①自身相邻血管相距较远,或由于反复自体动静脉内瘘血管建立导致自体血管耗竭的患者;②由于糖尿病、周围血管疾病、牛皮癣等疾病导致自体血管条件不良的患者;③原有自体动静脉内瘘血管瘤或狭窄切除后需要用移植血管搭桥的患者。移植血管手术方式包括直桥式和襻型两种。移植血管可以是人工血管或自体血管,人工血管的材料首选聚四氟乙烯(poly tetra fluoroethylene,PTFE)。移植血管的主要并发症包括感染、出血、血栓形成和术后浮肿。

(三)中心静脉导管

中心静脉导管具有简单、迅速和安全的特点。常用于建立透析血管通路的中心静脉包括股静脉、颈内静脉和锁骨下静脉。中心静脉导管多选右侧颈内静脉,并尽可能不要选择预计会进行自体动静脉内瘘手术的同一侧。颈内静脉导管置管可能不适用于急性充血性心力衰竭的患者、呼吸困难难以平卧的患者、有颈部肿块的患者和过度肥胖的患者。经皮锁骨下静脉置管技术要求高、难度大,置管后发生狭窄的机会多,是计划行动静脉内瘘手术患者的禁忌。

中心静脉导管的类型可以分为带涤纶套的导管和不带涤纶套的导管,可以分为双腔导管或单腔导管。对于短期内需要血管通路的患者可以选择不带涤纶套的导管,但是对于需要较长时间留置中心静脉导管的患者可以选择带涤纶套的中心静脉导管。

中心静脉导管由于其发生感染和栓塞的概率高,再循环率高,只应作为没有条件进行自体动静脉内瘘或动静脉移植血管术或预期生存期短的患者的血管通路选择。

二、血管通路的维护

血管通路是血液透析患者的生命线,随着血液透析患者生存率的不断提高,血管通路问题越来越成为长期血液透析患者面临的常见的临床问题之一。因此应当努力做好血管通路的维护管理,尽量保护患者的自体血管资源。

（一）自体动静脉内瘘的维护

术前避免在拟造瘘侧上肢腕部以上部位血管进行穿刺和采血，并保护手臂皮肤的完整性，以尽量保护上肢血管资源。术后可嘱患者适当抬高术肢，及时活动手指，以促进血液回流，减轻水肿，降低血栓形成风险。术后3天后可以进行捏橡皮球锻炼等，以增加内瘘侧手和肢体血流量的活动，以促进内瘘成熟。

术后需要等待至少4周，最好在8～12周内瘘成熟后进行内瘘穿刺透析。如果评估发现内瘘已成熟，也可以考虑提前穿刺透析，但尽可能地选择其他静脉穿刺做静脉回路，以减轻内瘘损伤。

新的内瘘应该由经验丰富的护士进行穿刺；有条件的单位可以在超声引导下进行新内瘘的首次穿刺或疑难内瘘的穿刺。

穿刺前应检查内瘘区域皮肤颜色、温度、有无肿胀、疼痛及破溃情况，内瘘震颤及杂音情况，血管弹性、张力及搏动情况，抬臂实验及搏动增强实验，发现异常情况应及时进行超声或影像学检查。连接体外循环时应严格遵守无菌操作原则。穿刺时应采用绳梯式穿刺或扣眼穿刺，避免定点区域穿刺。

透析结束拔出穿刺针后，应采取正确的压迫止血方法，压迫穿刺点15～30分钟。若穿刺区域出现血肿，24小时内应适当间断冷敷，并注意观察内瘘震颤情况，24小时后确认不再渗血可热敷或涂抹消肿类软膏，或采用理疗等方式消肿。

日常应加强患者教育，指导患者注意内瘘局部的卫生，每次透析前应对内瘘侧肢体用肥皂水清洗干净。每日对内瘘进行检查，包括触诊震颤，听诊杂音，观察内瘘区域有无红、肿、热、痛，有无异常搏动，避免内瘘侧肢体负重、受压、测血压、输血、输液及采血。发现异常情况应及时向血液透析中心的医护人员进行汇报。

有条件者建议定期进行内瘘超声检查血流量和血管壁情况，以早期发现狭窄，血栓及血管瘤等并发症，有异常情况则应随时进行检查；应定期评估透析再循环率及透析充分性等。

（二）动静脉移植血管的维护

动静脉移植血管的维护与动静脉内瘘大致相似，但一般术后2～4周可以进行穿刺，即穿型移植物内瘘术后24小时内可以穿刺。穿刺点应距离吻合口3cm以上，动静脉穿刺点之间相距5cm以上，避免在血管袢的转角处穿刺。应该准确判断血流方向，建议绳梯式穿刺，严禁定点穿刺，避免血管壁受损，减少瘢痕、动脉瘤及局部狭窄的形成。

日常应该指导患者指压止血，必须在穿刺针完全拔出后加压，压迫的部位应该为穿刺针进入血管的位置而非皮肤进针位置,压迫时间为 10~15 分钟,压力应适中,既能止血又不阻断血流。

对于感染的动静脉移植物,建议切除感染段或全部移植血管,并进行局部引流,留取血培养及移植物,及时给予强力抗感染治疗,经验性治疗应该覆盖革兰氏阳性菌及革兰氏阴性菌,后续可以参考细菌培养及药敏试验结果调整治疗方案。

(三) 中心静脉导管的维护

每次治疗前应该对导管及导管出口处进行评估。观察皮肤有无压痛、红肿、分泌物、出血、渗液,有无导管滑出,以及导管尾翼固定缝线有无脱落。观察导管外接头部分有无破裂、打折情况,管腔通畅程度。如果发现血流量不足或闭塞,应立即通过超声及影像手段判断导管内有无血栓及纤维蛋白鞘形成,及时行溶栓或换管处理。

连接和断开导管与体外循环时应严格执行无菌操作。治疗结束后应该用生理盐水冲净管腔内残留血液,然后用肝素盐水注满管腔,封管用的肝素盐水浓度应个体化,封管结束后应该拧紧肝素帽。肝素封管通常可以维持48~72 小时。超过这一时间段,应该用新的肝素盐水进行重新封管。非抢救状况时,中心静脉导管仅能在血液净化时用,不能做其他用途。

询问患者有无发热、畏寒等不适,明确是否发生导管相关感染。一旦疑似感染,应立即停止导管的使用,同时进行血液和分泌物病原菌培养,根据培养结果选用敏感的抗生素治疗,经验性用药可选择针对以球菌为主的抗生素,静脉用药同时联合抗生素封管。经抗生素治疗后,感染情况仍不能有效控制时,要及时拔除导管,同时留取导管尖端行病原学培养。在因感染需要更换新的导管时,应该重新选择新的静脉重新置管并建立新的隧道,抗生素治疗需要维持两周。

对患者进行健康教育,注意局部卫生,保持导管周围皮肤的清洁,观察导管局部有无出血及渗出,避免导管受压及扭曲。

第二节　腹膜透析导管植入及维护

一、腹膜透析导管的植入

常用腹膜透析导管的植入方式分为手术法、穿刺法和腹腔镜法等。其中手术法是最常应用的腹膜透析导管的植管方法,对操作者的技术有一定要求,要求有一定的外科手术基本功;穿刺法一般仅适用于急诊透析患者,并发症相对较多,临床上应用较少;腹腔镜法具有操作简便、安全、创伤小、恢复快的特点,基本可以解决透析导管移位的问题。

腹膜透析导管植入手术前应对患者全身情况进行评估,了解患者有无腹膜透析禁忌证;进行血常规和凝血功能检查。如果患者正在接受血液透析治疗,则手术应该在透析后第 2 天进行。术前应排空膀胱和肠道宿便。进行皮肤准备,一般无须常规术前预防性应用抗生素,但如有必要,可在术前当天和术后 12 小时各使用 1 次抗生素。腹膜透析导管末端应置于腹腔最低处,以建立通畅的腹膜透析通路。如果植入的腹膜透析导管为标准直管,则植入点一般在耻骨联合上缘以上 9~10cm;如果使用卷曲管,则植入点为耻骨联合上缘以上 11~13cm。在选择腹膜透析导管植入点时,应综合考虑患者身高、体重、腹水量以及术者的习惯等。

二、腹膜透析导管的维护

腹透植管术后导管应该制动,应用透气性好的无菌纱布覆盖,通常伤口在拆线时才需要清洗换药,但如果遇到伤口有出血渗液、感染征兆时应加强换药。术后鼓励患者早期下床活动,以减少腹透液引流不畅。

术后应每周一次用 1 000ml 肝素生理盐水或腹透液冲洗腹腔,直至开始进行规律性腹膜透析。每周至少一次用生理盐水清洁腹膜透析导管出口,再用含碘消毒液消毒隧道口皮肤。术后两周内应特别注意导管固定,使用敷料或胶布固定导管,在进行各项操作时注意不要牵扯导管。

日常应该保持导管出口处干燥,不应进行盆浴和游泳,淋浴时应注意保护出口处,淋浴完毕出口处应及时清洗消毒。日常应该经常检查外露导管及连接导管之间是否连接紧密,避免脱落。连接短管 3~6 个月必须更换,如有破损或开关失灵则应立即更换。导管不可接触剪刀等锐利物品。碘伏帽为一次性物品,无须使用消毒液,禁止用碘伏直接消毒短管。

第六章

透析中心急症处理

第一节　急救设施设备管理

一、急救设施设备的配置

独立透析中心的急救设施设备包括心脏除颤器、简易呼吸器、心电监护仪、负压吸引装置、供氧装置(或移动式)设备、抢救车(包括气管插管所需物品、心脏按压板、手电筒、血压计、听诊器)、输液泵或注射泵等。

急救设施设备应进行定期检查,保持完好无损,仪器及时充电,防止电池耗竭,各种急救设施设备应保持在备用状态。

二、应急药品的配置

独立透析中心的应急药品至少应该包括盐酸肾上腺素注射液、盐酸多巴胺注射液、去乙酰毛花苷注射液、盐酸利多卡因注射液、盐酸洛贝林注射液、硫酸阿托品注射液、地塞米松磷酸钠注射液、5%碳酸氢钠注射液、0.9%氯化钠注射液、10%葡萄糖酸钙注射液、葡萄糖氯化钠注射液等。

应急药品应放置在急救车内,并进行定期的清点和检查,所有药品必须在有效期内。

第二节　应急预案及急救演练

一、急救团队的组成

由独立透析中心主任、高级职称医师(可以多点执业)、透析中心执业医师、护士长、护士、技师等组成急救团队。

二、应急预案

(一)患者突然发生病情变化的应急预案

1. 血液透析常见急性并发症包括低血压、肌肉痉挛、恶心和呕吐、头痛、胸背痛、皮肤瘙痒、发热;不常见但严重的急性并发症包括失衡综合征、过敏反应、心律失常、心包填塞、颅内出血、空气栓塞及溶血等。

2. 患者在透析中突然发生上述病情变化,应严格按照治疗原则,及时采取相应的措施,以减少对患者的损伤,挽救患者的生命。

3. 一旦发生医疗争议,应立即通知透析中心主任。完整封存现场并留取影像资料和文书记录,包括透析器、血路管、穿刺针、透析液、消毒液、血液、透析机等,封存《医疗事故处理条例》中所规定的病历内容,文书记录应有医患双方签字。

4. 由透析中心主任指定专人负责接待患者家属,并解释病情。

5. 当事人及透析中心主任应在 48 小时内将事情的经过写成书面材料,上报上一级组织机构或当地卫生行政部门,并提出初步处理意见。

(二)患者突然发生猝死的应急预案

1. 一旦发生心脏骤停,立即停止透析,在透析中心内进行心肺复苏术,包括胸外按压、球囊通气和心脏除颤术等,在进行心肺复苏术的同时,联系急救车转院至签订协作医疗服务协议的二级或三级医院进一步抢救治疗。

2. 同时立即报告透析中心主任,通知患者家属。

3. 医护人员应熟练掌握心肺复苏流程、常用急救仪器性能、使用方法及注意事项;参加抢救的医护人员应注意互相密切配合,有条不紊,严格查对,及时做好各项记录。

4. 按《医疗事故处理条例》规定,在抢救结束后 6 小时内,据实、准确地记录抢救过程;并认真做好与家属的沟通、安慰等心理护理工作。

5. 向上一级组织机构或当地卫生行政部门汇报抢救情况及抢救结果。

6. 如有医疗纠纷的可能,要注意保留并封存好透析管路和病历资料。

7. 在抢救过程中,要注意对其他透析患者进行保护。

三、急救演练

(一)心肺复苏术

1. 识别心脏骤停

(1)检查患者有无反应:轻轻摇动患者双肩,高声呼喊"喂,你怎么了?"如无反应,说明意识丧失。

（2）快速评估呼吸和脉搏:10秒内同时检查呼吸和脉搏,如患者无呼吸或仅有喘息(即呼吸不正常),且不能明确感觉到脉搏,则应开始胸外按压。以观察胸廓有无呼吸起伏来快速评估患者呼吸状态,同时通过触摸颈动脉判断循环状态。操作者用示指及中指指尖先触及患者气管正中部位,然后向旁滑移2~3cm,在胸锁乳突肌内侧触摸颈动脉是否有搏动。

2. 启动应急反应系统　一旦发现患者无意识,立即通过床旁对讲系统、手机或身旁人员呼唤其他医务人员前来协助抢救。多名训练有素的施救者组成的综合小组可以采用一套精心设计的方案,同时完成多个步骤和评估。例如:由第一名施救者启动急救反应系统,第2名施救者开始胸外心脏按压,第三名施救者进行通气或者取得球囊面罩进行人工呼吸,第四名施救者取回并设置好除颤器。如现场只有1名施救者,且没有办法呼叫到其他人员,则果断离开患者启动应急反应系统并取得除颤器,然后迅速返回开始心肺复苏。

3. 胸外按压(C)　只要判断心脏骤停,启动应急反应系统,须立即进行胸外按压。患者仰卧位于硬质平面上,头、颈、躯干平直无扭曲;按压部位为胸骨中下1/3交界处或胸骨中线与两乳头连线交汇处,按压时上半身前倾,双肩正对患者胸骨上方,一只手掌根放在患者胸骨中下部,另一只手掌根重叠放于手背上,手指离开胸壁,双肩绷直,以髋关节为轴,借助上半身的重力垂直向下按压;每分钟按压100~120次,按压幅度为5~6cm,压下与松开的时间基本相等,压下后应让胸廓充分回弹。

4. 开放气道(A)　应先去除气道异物,然后用一只手按压患者的前额,使头部后仰,同时另一只手的示指及中指置于下颌骨骨性部分向上抬颌,使下颌尖、耳垂连线与地面垂直。

5. 球囊面罩人工呼吸(B)

单人操作:操作者位于患者头端,一只手将面罩置于患者的面部,拇指和示指形成"C"形放在面罩上将面罩固定,其余手指形成"E"形放在患者下颌的骨性部分,将下颌抬起以开放气道。另一手挤压球囊持续1秒,使患者胸廓抬起。通气频率为每6秒1次(10次/分钟)。

双人操作:一位操作者位于患者的头端,将面罩置于患者面部,双手拇指和示指形成"C"形置于面罩上将其固定,其余手指形成"E"形放在患者的下颌骨性部分,将下颌抬起以开放气道。另一位操作者位于患者一侧,双手挤压球囊,每次挤压持续1秒,使患者胸廓抬起。通气频率每6秒1次(10次/分钟)。

6. 心脏除颤　医疗机构内的透析中心应定期检查除颤器,建议独立透析中心应至少配备自动体外除颤器(automated external defibrillator, AED)。只要判断心脏骤停,立即取出除颤器,应用示波功能显示心律,若为室颤或无脉室速应立即进行电除颤,若为心室停搏或电机械分离则无法除颤。在等待除颤器就绪时,应持续进行心外按压;除颤一旦完成应立即恢复胸外按压。

(二) 心脏除颤术

1. 评估患者突然发生意识丧失、抽搐、发绀、大动脉搏动消失的病因,根据心电图波形准确判断为心室颤动、心室扑动、无脉室速。

2. 将患者摆放为仰卧位,暴露胸部,清洁皮肤,贴电极片,接导联线。

3. 开启除颤器,使之处于监护状态。

4. 充电时请旁人离开,确定周围无人与患者直接或间接接触。

5. 将电极板均匀涂抹导电胶,选择能量。将两电极板分别放置于患者心底和心尖部。心底:患者右侧锁骨中线第二肋间;心尖:患者左侧锁骨中线第五肋间。两个电极板之间距离不要小于10cm。使用制造商为其对应波形建议的能量剂量,一般单相波除颤用200~360J,双相指数截断波用150~200J;确认电复律状态为非同步方式。

6. 双手拇指同时按下放电按钮电击除颤,除颤完毕应将旋钮转至"OFF"键。

7. 除颤结束后立即恢复胸外按压,直至2分钟后确定自主循环恢复或患者有明显循环恢复迹象(咳嗽、讲话、肢体明显自主运动等)。

8. 整理用物,用75%酒精擦拭电极板和导联线,保证电极板和导联线清洁无污垢。除颤器推回原位,及时充电,保证电量充足。

9. 协助患者取舒适卧位,密切观察生命体征变化,继续做好后续治疗。

第三节 常见急性并发症诊断与处理

一、低血压

透析相关低血压是指透析中收缩压下降20mmHg或平均动脉压降低10mmHg以上,且/或伴有临床症状,如头晕黑蒙、恶心呕吐、肌肉痉挛等。

(一) 紧急处理

对有症状的透析中低血压应立即采取如下措施处理。

1. 采取头低脚高位或平卧位,必要时吸氧。

2. 停止超滤,适当减慢血流速度。

3. 快速补充 100~200ml 生理盐水,或高渗糖水、盐水、白蛋白溶液等。

4. 上述处理后,如血压好转,则逐步恢复超滤,期间仍应密切监测血压变化;如血压无好转,应再次补充生理盐水等扩容治疗,减慢血流速度,并立即寻找原因,对可纠正的诱因进行干预。如上述处理后血压仍快速降低,则需要应用升压药物治疗,并停止透析,根据病情转病房或转院治疗。

(二) 预防措施

1. 防止低血容量　对诱导期、年老体弱及有低血压倾向的患者,缓慢调节血泵转速,选择预充量小的透析器及管路。

2. 防止超滤过多过快　缓慢适当的超滤是防止血压下降的重要环节;限制透析间期钠盐和水的摄入量,控制透析间期体重增长不超过 5%;重新评估干体重,准确设定超滤量;可应用容量监测装置对患者进行透析中血容量监测,避免超滤速度过快。

3. 维持或增加周围血管阻力　与血管功能障碍有关的透析低血压患者,应调整降压药物的剂量和给药时间,如改为透析后用药;避免透析中进食;采用低温透析或梯度钠浓度透析液进行透析。

4. 促进血浆再充盈　透析中低血压反复出现,可考虑改变透析方式,如长时段透析以减少单位时间脱水量,采用单纯超滤、序贯透析和血液滤过,或改为腹膜透析。其中最常采用的技术是单纯超滤与透析治疗结合的序贯治疗。

二、肌肉痉挛

(一) 寻找诱因

低血压、低血容量、超滤速度过快及应用低钠透析液治疗等导致肌肉血流灌注降低是引起透析中肌肉痉挛最常见的原因。电解质紊乱和酸碱失衡也可引起肌肉痉挛,如低镁血症、低钙血症、低钾血症等。

(二) 紧急处理

1. 停止超滤。

2. 快速输注 100ml 生理盐水、高渗葡萄糖溶液。

3. 对痉挛的肌肉进行外力挤压按摩,也有一定疗效。

(三) 预防措施

1. 防止低血压及透析间期体重增长过多。

2. 适当提高透析液钠浓度,采用高钠透析或序贯钠浓度、低温透析。

3. 积极纠正低镁血症、低钙血症和低钾血症等电解质紊乱。

4. 鼓励患者加强肌肉锻炼。

三、恶心和呕吐

（一）寻找病因

常见原因有低血压、失衡综合征、透析器反应、电解质紊乱、透析液受污染等。

（二）紧急处理

1. 对低血压者采取紧急处理措施。

2. 在针对病因处理的基础上采取对症处理。

3. 加强对患者的观察及护理，避免发生误吸事件，尤其是神志欠清者。

（三）预防措施

避免透析中低血压的发生，新近透析患者需完成诱导透析后进入常规透析方案，避免透析失衡综合征；怀疑有透析器反应时应及时更换其他品种的透析器；严密监测透析液的电解质浓度。

四、头痛

（一）寻找病因

常见原因有透析失衡综合征、严重高血压和脑血管意外等。

（二）紧急处理

1. 明确病因，针对病因进行干预。

2. 如无脑血管意外等颅内器质性病变，可应用止痛剂对症治疗。

（三）预防措施

新开始透析的患者在初期应进行诱导透析，避免透析失衡综合征。透析早期降低血流速度以及降低透析液中钠离子浓度，避免透析中发生高血压。

五、胸痛和背痛

（一）寻找病因

常见原因是心绞痛（心肌缺血），还有溶血、低血压、空气栓塞、失衡综合征、心包炎、胸膜炎、主动脉夹层等。

（二）紧急处理

1. 降低或停止超滤，适当减慢血流速度。

2. 吸氧。

3. 严重胸痛者，停止透析，行心电图检查、胸部影像学检查（如 CT）等，根据病情转院治疗。

4. 血压显著升高伴严重后背撕裂样疼痛者需要警惕主动脉夹层，应测量双上肢血压,若存在疼痛不对称或疼痛持续不缓解时应立即停止透析,转院治疗。

(三) 预防措施

应针对胸背疼痛的特定原因采取相应预防措施。

六、发热

(一) 寻找病因

1. 致热原反应 多由致热原进入血液引起,如透析管路和透析器、透析液受污染等。

2. 感染 透析时无菌操作不严,可引起病原体进入血液或原有感染透析后扩散。任何其他病原体导致的感染亦有可能发热。

3. 传染性疾病流行期间,注意特殊传染性疾病导致的发热。

(二) 紧急处理

1. 对于出现高热患者,首先要对症处理,包括物理降温、口服退热药等,并适当调低透析液温度。

2. 考虑细菌感染时做血培养,并给予抗生素治疗;考虑由致热源引起者可在 24 小时内好转,如无好转应考虑是感染引起,应继续寻找病原体证据,并给予抗生素治疗。

3. 考虑非感染者,可以应用小剂量糖皮质激素治疗。

4. 传染病流行期间,筛查流行病学史,以及询问传染病的相关症状。

(三) 预防措施

1. 透析前应充分冲洗透析管路和透析器。

2. 加强透析用水及透析液监测,避免透析液受污染。

3. 传染病流行期间,应在透析前加强体温筛查和流行病学史的询问。

七、失衡综合征

失衡综合征是指发生于透析中或透析后 24 小时内,有脑电图特征性改变,是以神经系统症状为主的综合征,轻者可表现为头痛、恶心、呕吐及躁动,重者出现抽搐、意识障碍甚至昏迷。

(一) 寻找病因

发病机制是由于血液透析快速清除溶质,导致患者血液溶质浓度快速下降,血浆渗透压下降,血液和脑组织液渗透压差增大,水向脑组织转移,从而引起颅内压增高、颅内 pH 改变。

(二) 紧急处理

1. 轻者仅需要减慢血流速度,减少透析时间,适时停止透析,以减少溶质清除,减轻血浆渗透压和 pH 过度变化。

2. 重者建议立即终止透析,并做出鉴别诊断,排除脑血管意外,同时快速静脉滴注 20%甘露醇,抽搐或昏迷者注意保持呼吸道通畅,失衡综合征引起症状一般于 24 小时内好转。

(三)预防措施

1. 首次透析患者 避免短时间内快速清除毒素,包括减慢血流速度、缩短每次透析时间、应用面积小的透析器等,时间不应超过 3 小时,对血肌酐和血尿素氮较高患者,首次透析血清尿素氮下降控制在 30%左右。

2. 维持性透析患者 限制透析间期钠盐和水的摄入量,控制透析间期体重增长不超过 5%,防止透析中体液急剧变动。

八、透析器反应

(一) A 型透析器反应(过敏反应型)

主要发病机制为快速的变态反应,常于透析开始后 5 分钟内发生,少数迟至透析开始后 30 分钟。依据反应轻重可表现为皮肤瘙痒、荨麻疹、咳嗽、喷嚏、流清涕、腹痛、腹泻,甚至呼吸困难、休克、死亡等。

1. 寻找病因 主要是患者对与血液接触的体外循环管路、透析膜等物质发生变态反应所致,可能的致病因素包括用于透析膜材料、管路和透析器消毒的消毒剂(如环氧乙烷)、透析液受污染、肝素过敏等。另外,有过敏史及血嗜酸细胞增多症、血管紧张素转换酶抑制剂(angiotensin converting enzyme inhibitors,ACEI)应用者,也易出现 A 型透析器反应。

2. 紧急处理 立即停止透析,夹闭血路管,丢弃管路和透析器中血液;给予抗组胺药、激素或肾上腺素药物治疗;如出现呼吸循环障碍,立即给予循环支持和呼吸支持治疗。

3. 预防措施 对所有患者来说,透析前严格冲洗透析器和管路;对于乙烯氧化物透析器过敏的患者,改用蒸汽或 α 射线消毒透析器和管路;对于高危人群可于透析前应用抗组胺药物,并停用 ACEI。

(二) B 型透析器反应(非特异型)

病因不明,常于透析开始后 20~60 分钟出现,程度常较轻,多表现为胸痛和背痛。

1. 寻找病因 透析中出现胸痛和背痛,首先应排除心脏等器质性疾病,如心绞痛、心包炎等。B 型透析器反应多认为是补体激活所致,与应用新的透析器及生物相容性差的透析器有关。

2. 紧急处理 B 型透析器反应多较轻,给予鼻导管吸氧及对症处理即可,常不需要终止透析。

3. 预防措施　采用选择生物相容性好的透析器。

九、心律失常

(一) 寻找病因

常见有电解质紊乱、酸碱失衡(如酸中毒)、器质性疾病(如心脏)等。高钾血症引起心律失常多表现为高度窦房结传导阻滞、房室交界性心律、室性心律或严重房室传导阻滞伴束支传导阻滞;低钾血症可引起严重的快速室性心律失常(如室性心动过速、心室颤动)。

(二) 紧急处理

对于有症状或一些特殊类型心律失常(如频发室性心律失常),需要应用抗心律失常药物,但应用时需要考虑肾功能衰竭导致的药物蓄积。建议在有经验的心脏科医生指导下应用。

(三) 预防措施

纠正电解质紊乱和酸碱失衡,对于重度心动过缓及潜在致命性心律失常者可安装起搏器。

十、心包填塞

(一) 寻找病因

心包填塞是指心包腔内液体迅速大量增加,以致腔内压力迅速上升,心脏受压导致回血量下降,心排出量减少,甚至血压下降,是严重的急症之一。

(二) 紧急处理

透析中发生者,立即停止透析,用鱼精蛋白中和肝素;渗出液较多、有呼吸困难及低血压症状者,应行心包穿刺引流以减少心脏压迫症状,也可行外科引流。

(三) 预防措施

充分透析,避免尿毒症性心包炎的发生。

十一、颅内出血

(一) 脑出血

可表现为头晕头痛、恶心呕吐,甚至神志不清,呼吸困难、死亡,是严重的急性并发症之一。

1. 寻找病因　主要由于高血压和抗凝所致。

2. 紧急处理　立即停止透析,CT 扫描可确定诊断和判断出血部位。

3. 预防措施　充分透析,平稳降血压,避免血压大幅波动。

(二) 硬膜外出血

症状和体征不具特征性,易与失衡综合征相混淆。

1. 寻找病因　易患因素包括头部外伤、抗凝、超滤过度、高血压和透析引起脑脊液压力升高或脑水肿。

2. 紧急处理　立即停止透析,CT 扫描可确定诊断和出血部位。

3. 预防措施　充分透析,避免外伤和血压大幅波动。

十二、溶血

(一) 寻找病因

透析时发生急性溶血是严重的急症之一,表现为胸痛、胸部压迫感、呼吸急促、腹痛、发热、畏寒等。

1. 血路管相关因素　如狭窄或梗阻等引起对红细胞的机械性损伤。

2. 透析液相关因素　如透析液钠过低,透析液温度过高,透析液受消毒剂等污染。

(二) 紧急处理

一旦发现溶血,应立即予以处理。

1. 重者应终止透析,夹闭血路管,丢弃管路中血液。

2. 严密监测血钾,避免发生高钾血症。

(三) 预防措施

1. 透析中严密监测血路管压力,一旦压力出现异常,应仔细寻找原因,并及时处理。

2. 严格监测透析用水和透析液,严格消毒操作,避免透析液污染。

十三、空气栓塞

(一) 寻找病因

空气栓塞是指空气进入人体内引起血管栓塞,是较为严重的透析事故之一。与任何可能导致空气进入管腔部位的连接松开、脱落有关,如动脉穿刺针脱落、管路接口松开或脱落等,另有部分与管路或透析器破损开裂等有关。

(二) 紧急处理

1. 立即停止血泵,夹闭静脉血路管。

2. 采取左侧卧位,放置为头和胸部低、脚高的体位。

3. 心肺支持,包括吸纯氧,采用面罩或气管插管。

4. 如空气量较多,有条件者可给予右心房或右心室穿刺抽气。

5. 禁忌心脏按压,以避免空气进入肺血管和左心室。

(三)预防措施

1. 上机前严格检查管路和透析器有无破损。

2. 透析管路连接紧密。

3. 尽量避免在透析管路上输液,如须输液,则应密切观察。

4. 透析结束时不用空气回血。

5. 注意透析机空气报警装置的维护。

第四节 急症患者转院管理

一、急性并发症处置原则

(一)原地抢救

在血液透析中发生的急性并发症,无论是一般急症还是严重急症,一旦发生,立即原地抢救。

(二)转院指征

1. 一般急症经治疗处置后,症状和体征仍无明显好转,需要留院观察者。

2. 严重急症经原地抢救后,生命体征平稳,需要留院观察者。

3. 严重急症经原地抢救后,生命体征不平稳,需要进一步抢救治疗者。

4. 心脏骤停患者,在进行心肺复苏的同时,应联系急救车转院治疗。

(三)转院流程

1. 与患者或家属交代病情及转院治疗的必要性,征求患者或家属的意见,同意转院治疗。

2. 联系转院急救车,急救车到达后,与随车医护人员交代患者病情及治疗情况。

3. 与签订协作医疗服务协议的二级或三级医院,交代患者病情及治疗情况。

二、急诊转院管理

(一)签订协作医疗服务协议

与10km范围内具有急性并发症救治能力的二级及以上医院签订协作医疗服务协议,与区域内至少一家具有疑难危重患者诊治能力的三级医院签订协作医疗服务协议。

(二) 制定急诊转院的流程

与签订协作医疗服务协议的二级或三级医院共同制定急诊转院的流程、开设绿色通道及双向转诊通道、保证转院患者得到及时救治;对于转回独立透析中心的患者,加强病情观察及随访。

第七章

常见透析并发症管理

第一节 容量失衡

维持性透析患者容量管理在透析处方中占有重要的地位。理想的透析过程是去除多余的液体,使透析患者容量恢复到"正常状态"。

一、容量失衡的危害

长期容量过负荷会导致血压升高、左心室肥厚、心力衰竭等心血管并发症;而过度超滤可以导致患者在透析过程中或透析后出现低血压、肌肉痉挛,增加内瘘闭塞和缺血性脑卒中等风险。准确评估透析患者容量状态对于减少并发症,改善患者预后非常重要。

二、容量平衡的评估

对透析患者应定期评估液体平衡,以下为评估方法。

1. 临床评估　检查有无水肿、高血压,X 线检查心胸比、心包积液等。

2. 人体成分分析　用生物电阻抗检测仪或人体成分分析仪评估干体重及患者营养状况。

三、容量失衡的处理

透析后体重应以达到患者干体重为目标。加强患者教育,选择合适透析液处方的钠浓度,控制钠盐和液体的摄入,推荐透析间期体重增长不超过干体重的 3%~5%,必要时可以通过延长透析时间和增加透析次数等措施使患者达到干体重。

第二节 高 血 压

一、高血压定义

透析患者透析前血压≥140/90mmHg,年龄>65岁的患者透析前收缩压>160mmHg,称为透析高血压。

二、高血压危害

透析患者高血压可以导致动脉瘤形成和破裂、左室肥厚、动脉粥样斑块形成等,从而导致缺血性心脏病、心肌梗死、脑卒中及外周动脉疾病等并发症。

三、高血压病因

透析患者高血压的病因有很多,包括容量负荷过多、肾素-血管紧张素系统活跃、血管内皮功能异常、交感神经系统过度活化、促红细胞生成素作用以及血管钙化等。

四、高血压处理

透析患者高血压治疗主要包括以下几点。
1. 限制液体和盐的摄入,包括透析过程中限制钠负荷。
2. 保持透析期间体重增长不超过干体重的3%~5%。
3. 充分透析,清除体内积聚过多的液体。
4. 定期评估干体重,维持透析后体重与干体重保持一致。
5. 抗高血压药物治疗 透析患者常用的抗高血压药物包括钙通道阻滞剂、β受体阻滞剂、血管紧张素转换酶抑制剂/血管紧张素受体拮抗剂、血管扩张剂、中枢降压药等。
6. 生活方式改变 定期监测血压、规律服药、戒烟、适当增加锻炼、控制体重超标、限制酒精摄入、保持愉快心情,减少心理压力。

第三节 心 力 衰 竭

一、临床表现

维持性透析患者心力衰竭早期表现为左心室肥厚,逐步发展为收缩和舒张功能减退,表现为呼吸困难,心慌,不能平卧和运动力下降。贫血、容量过负荷、炎症和氧化应激是血液透析患者心力衰竭的促发因素。

二、治疗

透析患者心力衰竭的治疗包括以下几点。

(一) 控制液体摄入,减轻容量负荷,控制血压

对容量负荷过重患者,除了控制水钠摄入外,应加强透析超滤,以减轻心脏负担。定期评估干体重,控制血压,有残余肾功能患者可试用利尿剂。

(二) 纠正贫血

应用促红细胞生成素和铁剂等纠正贫血,使血红蛋白至少维持在 100g/L以上,但不超过 130g/L。

(三) 治疗心力衰竭

血管紧张素转换酶抑制剂(angiotensin-converting enzyme inhibitor,ACEI)/血管紧张素受体拮抗剂(angiotensin receptor blocker, ARB)单用或ARB 联合脑啡肽酶抑制剂治疗心力衰竭。急性左心衰竭时,给予吸氧、取端坐位、静脉滴注硝酸甘油扩血管降压、紧急增加血液透析进行超滤脱水。

(四) 其他

对于内瘘吻合口过大者,应进行结扎;对于感染者应使用有效抗感染治疗;控制炎症;纠正酸碱平衡紊乱。

第四节 脑 卒 中

脑卒中是透析患者常见的并发症。传统危险因素、非传统危险因素及尿毒症毒素都可以通过血管损伤、内皮功能紊乱及直接神经毒性导致脑卒中。透析患者脑卒中发生率是普通人群 4~10 倍。

一、危险因素

脑卒中包括缺血性脑卒中和出血性脑卒中。缺血性脑卒中是透析患者卒中的主要临床类型,近年呈上升趋势。透析患者脑卒中危险因素包括:①糖尿病;②高血压;③血脂异常;④睡眠呼吸暂停综合征;⑤继发性甲状旁腺功能亢进;⑥透析间期体重增长过多;⑦心脑血管疾病家族史。

二、诊断

透析患者出现头晕、头痛、一过性黑蒙、失语或语言障碍、口角歪斜等症

状时,应及时进行神经系统检查,以排除脑卒中。

三、治疗

(一) 缺血性脑卒中

1. 透析患者急性缺血性脑卒中溶栓治疗可个体化应用组织型纤溶酶原激活剂(tissue-type plasminogen activator,t-PA)。48 小时内应用过肝素不是透析患者溶栓治疗的禁忌证。

2. 脑卒中早期需要避免强化降压治疗。

3. 白蛋白联合透析控制脑水肿,但脑卒中 24 小时内应避免透析治疗。

4. 可使用抗血小板药物治疗。

(二) 出血性脑卒中

急性期可使用白蛋白联合透析治疗控制脑水肿,必要时行外科手术清除血肿或引流。如果出血量超过 30~50ml,预后差。要避免出血性脑卒中发生 24 小时内行透析治疗,以免加重出血。

(三) 透析方案调整

透析患者脑卒中后的透析方案选择非常重要,要尽量避免抗凝治疗对疾病的影响。对于脑出血患者,血液透析应采用枸橼酸或无肝素抗凝,改为腹膜透析治疗或 CRRT 等方式更有利于疾病的康复。

(四) 预防

对于维持性透析患者,平时应注意预防脑卒中,包括良好的血压和血脂管理,房颤患者使用抗血小板药物治疗、调整透析策略、保护残存肾功能等。

第五节 肺 部 感 染

由于体液免疫和细胞免疫功能均受到损害,透析患者发生感染的危险性远高于普通人群,容易合并各种感染,尤其肺部感染,是导致血透患者死亡的主要原因之一。

一、易感因素

高龄、糖尿病、容量负荷过多、严重贫血、营养不良及透析不充分等是透析患者发生肺部感染的危险因素。中心内进行透析的患者由于每周频繁处于相对人群密集的环境中,交叉感染机会增加;一些患者可能合并慢性支气管炎、慢性阻塞性肺病、心功能不全等,均为肺部感染的重要诱发因素。

二、临床特点

透析患者肺部感染的致病菌常见为革兰氏阴性杆菌或阳性球菌,但真菌和混合感染也并非少见,结核杆菌感染发生率也较普通人群增高,而且透析患者结核杆菌感染症状不典型,容易与透析不充分以及患者其他慢性病症状混淆,导致诊断困难,需要引起重视。

三、预防

1. 独立透析中心应该严格执行感染预防和控制标准,教育员工和患者注意手卫生和呼吸道礼仪,有呼吸道症状者透析时应该佩戴口罩,机位应尽量安排在角落和通风处,与其他血透患者保持合理的社交距离。

2. 透析结束后要注意透析单元的清洁和消毒,物体表面的清洁以及环境的通风。

3. 每月应对透析治疗区的空气、医务人员手、物体表面、机器表面进行病原微生物培养监测,并保留原始记录,建立登记档案(详见第四章:感染预防与控制)。

4. 定期做好透析用水和透析液细菌内毒素监测(详见第十五章:透析相关设备管理)。

5. 糖尿病患者应遵循医嘱进行血糖控制治疗,定期对血糖进行监测,以维持血糖在可接受范围内。

6. 遵循医嘱,充分透析,养成良好的生活习惯、控制好饮食和液体的摄入,保持充分的营养,加强锻炼,提高机体免疫功能。

四、处理

1. 怀疑存在肺部感染者,应进行肺部影像学检查,血液学检查,并尽可能采集痰液和/或血液进行病原菌鉴定,根据检查结果选择合适的抗菌药物治疗,治疗时疗程要足。

2. 透析可以清除部分抗生素,因此抗菌药物通常应该在透析后使用。抗生素使用剂量应根据患者的肾功能情况进行调整,以避免药物副作用。

3. 积极改善贫血及营养不良和透析充分性,有效控制原发病是减少透析患者肺部感染,提高治疗成功率和患者生存率的关键。

第六节　消化道出血

消化道出血是尿毒症患者常见的并发症,不仅发生率高,严重者甚至危及生命,约占尿毒症死亡总数的5%。

一、病因和易感因素

维持性血液透析患者发生上消化道出血的原因除与原发或继发疾病有关外,还与尿毒症本身代谢异常和透析相关因素有关。

1. 出血性素质 血小板功能障碍,血小板第Ⅲ因子受抑制及凝血因子减少,均可造成出血。

2. 透析因素 维持性血液透析患者由于抗凝剂应用不当,会造成出血。

3. 消化道肿瘤 胃肠道肿瘤是造成出血的另一个原因。透析患者肿瘤发病率较普通人群升高。

4. 消化道炎症 维持性血液透析患者常引起胃肠道炎症,也是造成上消化道出血的原因。

透析患者由于肾功能严重损害、贫血及营养不良、凝血功能障碍、低钙、高胃泌素血症、继发性甲状旁腺功能亢进、透析不充分、幽门螺杆菌(helicobacter pylori,HP)感染等多种因素的共同作用,使消化道出血风险增加。

二、临床表现

消化道出血患者根据出血量大小以及出血部位不同可表现为呕血或便血,严重出血者可出现周围循环衰竭、休克。

呕吐物或粪便隐血试验可帮助诊断消化道出血。内窥镜检查是确定消化道出血部位和原因的首选诊断方法;血常规和生化、血管造影检查等也有助于诊断。

三、处理

1. 一般急救措施 患者置于平卧位,严密观察病情变化和生命体征。

2. 补充血容量 根据出血量多少补充生理盐水或血浆,必要时给予输血治疗。

3. 止血措施

(1)药物治疗:去甲肾上腺素加冰水灌注,H2受体拮抗剂和质子泵抑制剂等。

(2)胃镜下止血:喷洒止血剂、电凝、激光、微光止血。

(3)选择性动脉造影:出血量大的患者可进行选择性动脉造影和血管栓塞。

(4)调整透析处方:对于经常发生消化道出血的患者应尽量减少透析抗

凝剂的剂量,急性出血患者应使用无肝素透析或枸橼酸抗凝透析;经常反复发生消化道出血的患者可考虑改为腹膜透析。

四、预防

1. 充分透析。
2. 定期检查凝血功能,适时调整抗凝剂用量。
3. 有消化道症状者行胃镜/HP 检查,给予抑酸和根除 HP 治疗
4. 教育患者有出血情况时,应及时报告医护人员。

第七节　贫　　血

约98%的透析患者存在贫血,需要进行贫血治疗。贫血对患者长期存活率和生活质量都有重要的影响。

一、定义

在海平面地区,年龄≥15 岁,男性血红蛋白<130g/L,成年非妊娠女性,血红蛋白<120g/L 即诊断为贫血。

二、评估

评估贫血的实验室指标包括全血细胞计数、血红蛋白浓度、血清铁蛋白浓度和转铁蛋白饱和度以及网织红细胞计数,维生素 B_{12}、叶酸含量等。贫血的诊断主要依靠血红蛋白检测,但需要结合其他指标来评估贫血原因,并与非肾性贫血进行鉴别诊断。

三、监测频率

1. 对无贫血病史、未使用红细胞生成刺激剂(erythropoiesis-stimulating a-gent,ESA)的维持性透析患者至少每 1~3 月检测 1 次血红蛋白。
2. 对有贫血史,无论是否使用 ESAs 治疗的维持性血液透析患者至少每月检测一次血红蛋白,维持性腹膜透析患者至少每 3 个月检测 1 次血红蛋白。
3. 对未接受 ESA 治疗的维持性血液透析患者,每 3 个月监测 1 次铁状态。
4. 当出现以下情况时,需要增加铁的检测频率。
(1)开始 ESA 治疗时。

（2）调整 ESA 剂量时。

（3）存在出血时。

（4）静脉铁剂治疗后监测疗效时。

（5）有其他导致铁状态改变的情况（如炎症），以决定是否开始、继续或停止铁剂的治疗。

四、处理

1. 血红蛋白治疗靶目标为≥100g/L，但不推荐血红蛋白>130g/L 以上。

2. 铁剂治疗

（1）对未接受铁剂或 ESA 治疗的患者，当转铁蛋白饱和度（transferrin Saturation，TSAT）≤30%且铁蛋白≤500μg/L 时，推荐使用静脉铁剂治疗。

（2）对已接受红细胞生成刺激剂治疗，但未接受铁剂治疗的维持性透析贫血患者，若需要提高血红蛋白水平或希望减少 ESA 剂量，TSAT≤30%且铁蛋白≤500μg/L，可使用静脉铁剂。

（3）当铁蛋白>500μg/L，原则上不常规应用静脉铁剂。

（4）血液透析患者补充铁剂优先选择静脉补铁，1 000mg 为一个疗程，疗程完成后，如果 TSAT 和铁蛋白仍未达标，可重复一个疗程。

（5）当铁状态达标后，可使用维持量铁剂，一般为 100mg，每 1~2 周 1 次。如果 TSAT≥50%和/或血清铁蛋白≥800μg/L，应停止静脉补铁 3 个月，随后根据铁状态检测情况考虑是否恢复静脉补铁。

3. ESA　包括重组人红细胞生长素（recombinant human erythropoietin，rHuEPO）及达依泊汀 α 等。ESA 治疗前应尽可能纠正铁缺乏或炎症状态等危险因素。应用 ESA 治疗时，根据患者血红蛋白（hemoglobin，Hb）水平和变化速率、ESA 使用剂量以及临床情况等多种因素调整 ESA 剂量。ESA 初始剂量应在较低范围内，具体剂量如下。

（1）rHuEPO：每周 50~150IU/kg，分 1~3 次给药。

（2）达依泊汀 α：0.45μg/kg，每 1~2 周给药 1 次。

4. 低氧诱导因子脯氨酰羟化酶抑制剂（hypoxia-inducible factor prolyl hydroxylase Inhibitors，HIF-PHI）　是一种小分子口服药物，通过抑制脯氨酰羟化酶（prolyl hydroxylase，PHD）活性，促进 EPO 生成，达至生理范围，改善患者 Hb 水平；增加机体对铁的吸收、转运和利用，减少铁剂用量。HIF-PHI 起始剂量按照患者体重并结合患者既往使用 ESA 剂量以及基础 Hb 水平、铁代谢等多种因素确定。非透析患者每次 70mg（体重<60kg）或 100mg（体重≥60kg），透析患者每次 100mg（体重<60kg）或 120mg（体重≥60kg），口服给

药,每周 3 次。

5. ESA 剂量调整

(1)初始治疗目标是血红蛋白每月增加 10~20g/L,应避免一个月内血红蛋白增幅超过 20g/L。

(2)对于维持性透析患者,每月至少监测一次血红蛋白。

(3)应根据患者血红蛋白水平,血红蛋白变化速度,目前应用的促红素剂量以及临床情况等多种因素调整 ESA 剂量。

(4)推荐在 ESA 治疗 1 个月后再调整剂量,如果血红蛋白升高未达标,可将 ESA 剂量增加 25%,在接近靶目标峰值时,应将剂量降低 25%。若血红蛋白仍持续升高,应暂停给药。

第八节 蛋白质能量消耗

蛋白质能量消耗是长期透析患者常见的并发症之一,与患者生活质量降低、免疫功能低下、易感染、住院率和死亡率增加相关。营养不良及其引起的代谢紊乱统称为"蛋白质能量消耗综合征"。

一、原因

维持性透析患者发生营养不良的原因有很多,包括透析因素、非透析因素以及患者本身因素。每次血液透析可丢失氨基酸 4~8g,透析耗材非生物相容性可引起慢性炎症和营养不良。营养摄入不足、营养丢失增加以及感染、毒素潴留、代谢性酸中毒、甲状旁腺功能亢进等引起蛋白质合成下降、分解增加都是导致营养不良的因素。

二、评估

维持性血液透析患者,应定期评估营养状况。除询问病史和体格检查外,应进行以下评估。

1. 实验室检查 血清白蛋白、血清前白蛋白、血清尿素氮,计算蛋白质分解率。

2. 主观综合营养评估法。

3. 客观评估法 包括人体成分测量、体质组成等。

三、预防

预防透析患者营养不良的方法如下。

1. 充分透析,清除毒素。
2. 合理饮食。
3. 纠正代谢性酸中毒。
4. 治疗并发症　积极治疗糖尿病、甲状旁腺功能亢进、抑郁、胃轻瘫等。

四、处理

对于维持性透析合并营养不良患者,除了积极去除诱因,保证充分透析外,应口服或经胃肠道补充营养,应用胃肠道功能调节剂,对症治疗。

第九节　慢性肾脏病矿物质与骨异常

慢性肾脏病矿物质和骨异常(chronic kidney disease-mineral bone disease, CKD-MBD)是维持性透析患者最常见的慢性并发症之一,也是长期透析患者治疗中具有挑战的并发症之一。

一、监测指标和频率

维持性透析患者应每月检测血清钙和磷水平,每 3 个月检测甲状旁腺素 (parathyroid hormone,PTH),至少每年检测 1 次碱性磷酸酶活性。

二、治疗靶目标

1. 血磷水平应<1.47mmol/L,血钙保持在正常范围内。
2. 全段甲状旁腺素(intact parathyroid hormone,iPTH 水平维持在正常上限 2~9 倍,控制在 150~300ng/ml 更佳。

三、治疗

1. 应基于全面评估钙、磷及 PTH 水平。
2. 充分透析,使用 1.25~1.5mmol/L 钙离子浓度透析液。
3. 对血磷进行性升高或持续升高的患者应行降磷治疗,降磷治疗时应限制含钙磷结合剂的用量,避免长期使用含铝磷结合剂。
4. 应限制饮食中磷的摄入。
5. 持续性高磷血症时,需要改变透析频率或透析方式,以增加对磷的清除。
6. 在降低 PTH 治疗时,可使用拟钙剂、骨化三醇或维生素 D 类似物。
7. 严重甲状旁腺功能亢进患者,如果药物治疗无效,建议行甲状旁腺切除术。

第十节　瘙　痒　症

瘙痒症是慢性肾功能不全患者常见和难以耐受的一种临床症状,尿毒症瘙痒患者的皮肤外观常常呈现鱼鳞癣样,常可见由于瘙痒难忍而搔抓导致的皮肤抓痕、破溃、出血、结痂等皮肤损害表现。

一、危害

透析预后和实践模式研究(dialysis outcomes and practice patterns study,DOPPS)显示,超过40%的透析患者受中度到极严重的皮肤瘙痒问题困扰,严重影响患者的生活质量以及治疗质量,严重的皮肤瘙痒可以使患者的睡眠问题和死亡风险均显著提高。

二、原因

透析患者皮肤瘙痒的具体机制还不甚明确。常见的原因如下。

(一) 离子代谢障碍

慢性肾衰竭患者由于低钙高磷,刺激甲状旁腺激素分泌而导致继发性甲状旁腺功能亢进。研究表明继发性甲状旁腺功能亢进患者可以因引起高钙血症、皮肤钙化和刺激皮肤肥大细胞释放组胺而导致皮肤瘙痒。

(二) 尿毒症毒素潴留

尿毒症毒素对皮肤的刺激可以导致皮脂腺及汗腺萎缩,皮肤出现不同程度的干燥,脱屑而引起瘙痒。

(三) 过敏反应

少数慢性肾功能衰竭患者可能对肝素、透析管路增塑剂及环氧乙烷消毒剂等过敏,导致皮肤内肥大细胞增殖,血液中组胺浓度增高而诱发瘙痒。

三、处理

(一) 充分透析,清除毒素

保证透析充分性是缓解皮肤瘙痒的基础,严格执行医嘱,保证透析时间是关键。对顽固的皮肤瘙痒,可根据医嘱采用血液透析、血液灌流、血液过滤或免疫吸附等治疗方式,加强毒素特别是中、大分子毒素的消除,缓解皮肤瘙痒。

(二) 合理饮食,预防高磷血症

加强患者的饮食宣教,使患者了解日常饮食中常见食物的磷含量,选择性摄入含磷较少的食物以及避免食用含磷添加剂的食物。透析患者每天饮食中的磷摄入量应控制在 800~1 000mg。

（三）药物

对由于过敏引起的瘙痒患者,苯海拉明等抗组胺药物可能有效。严重患者可以考虑短期使用激素类药物。

（四）外用药物

一些外用止痒药物也可能对瘙痒的缓解有部分作用,可以尝试使用,但应注意尽量不用或少用含有激素的药膏。

（五）加强皮肤护理

指导患者在日常生活中穿棉质、宽松的内衣裤,做好个人卫生,不饮酒,少吃刺激性食物,避免使用过热的水洗澡和擦身,避免使用碱性香皂和沐浴露。沐浴时应彻底清洁皮肤,去除死皮。日常可局部涂抹保湿润肤霜等避免皮肤干燥。

（六）心理干预

对瘙痒患者,应进行心理干预,缓解其焦虑情绪,对于睡眠不佳者也可视情况使用镇静安眠药,提高患者睡眠质量。

四、预防

1. 合理制定透析处方,达到充分透析的目的,定期监测透析充分性,包括 β2 微球蛋白的清除情况。

2. 积极处理继发性甲状旁腺功能亢进,按时服用磷结合剂,减少肠道对磷的吸收,合理应用维生素 D 制剂及其类似物,积极处理继发性甲状旁腺功能亢进,使血钙磷和甲状旁腺激素水平控制在合理的范围内,避免高钙血症的发生。对继发性甲状旁腺腺瘤患者必要时可以考虑甲状旁腺切除术。

第八章

居家透析管理

第一节　居家腹膜透析

一、概述

腹膜透析是借用人体自身腹腔内的腹膜进行尿毒症毒素和水分清除的肾脏替代治疗方式。腹膜透析可达到和血液透析同等的患者生存率,并具有如下优点。

1. 简便　不需特殊仪器和装置,可以居家完成,经简单培训即可掌握换液。患者可根据自己的生活习惯灵活安排换液时间。

2. 舒适　换液过程本身没有任何不适,腹腔充盈感是非常容易适应的。

3. 安全　治疗缓慢而持久,即便对老年人、患糖尿病和心脑血管疾病的人,也极少导致严重不适。此外,腹透对残余肾功能保存时间更长,对贫血和高血压的控制也更好。

总之,腹膜透析简便经济、适宜居家操作,帮助患者实现更好的生活质量,因而更适合在我国广泛推广应用。

二、居家腹膜透析的环境和个人卫生

(一) 环境要求

腹膜透析可以在任何洁净避风的地方进行操作。

1. 空气消毒　每日紫外线灯管(吸顶或移动式)消毒 2 次,每次 40 分钟为宜。一般 $15m^2$ 的房间需用 $30\mu W/cm^2$ 的紫外线灯管,每周用 75% 酒精擦拭,紫外线灯管的有效时间为 3 000 小时。

2. 桌面　每日用消毒液或 75% 酒精擦拭,保持清洁。

3. 地面　每日用消毒液擦拭。

(二) 个人卫生

1. 腹膜透析治疗时戴上口罩、帽子以遮盖头发和口鼻。

2. 双手清洁　皂液涂抹双手、充分揉搓后,流水冲洗至少 15 秒。操作中可用速干手消毒液保持双手清洁。

3. 衣物　经常更换,保持干燥。

（三）腹膜透析换液时注意事项

1. 开展换液的地方光线良好,应干净、干燥、避风。务必关上电扇、窗户和空调,这有助于减少空气中的细菌流动。

2. 用一个易清洗的桌子或柜台进行操作。

3. 感冒时注意不要在无菌物品前打喷嚏或碰到无菌的部分。

4. 换液时不要让宠物在身边,也不要让他人在周围来回走动。

5. 避免注意力不集中,在换液时不要理睬电话铃和门铃。

满足上面的条件即可,不必专门做隔断打造封闭空间来透析。

三、居家腹膜透析的方式

（一）持续不卧床腹膜透析

持续不卧床腹膜透析(continuous ambulatory peritoneal dialysis,CAPD)意指治疗是持续性的(透析液在腹腔内持续净化血液),不卧床的(除换液外患者可以走动及从事正常活动)。通常 CAPD 每天交换 3~4 次透析液,个别患者需要 5 次。

（二）自动化腹膜透析

自动化腹膜透析(automatic peritoneal dialysis,APD)则是通过自动化腹膜透析机,依靠机器设定好的程序完成换液操作。APD 多数在夜间,也可在白天进行治疗,有时需要结合手工腹膜透析。APD 能给患者更多自由活动的空间和时间,有利于社会回归和康复,是更值得大力鼓励的方式。

四、居家腹膜透析用物及注意事项

目前世界上广泛采用的是双联双袋腹膜透析系统,包括腹透液袋、蓝夹子和碘伏帽。腹膜透析系统,配合腹膜透析管和外接短管使用,即可完成治疗。

1. 腹透液袋　腹透液袋内的液体经过消毒灭菌,双层包装。腹透液应放置于室温,干净、通风、干燥处,避免阳光照射。将腹透液集中放置、有效期较近的放置于最上面。推荐采用干热法(如恒温箱)将腹透液加热至体温后使用。

2. 蓝夹子　夹在腹透管路上,可以控制液体流动。这些夹子不是无菌的,但每日应用肥皂和水清洗净,并且用时确保夹子是完全干燥的。不用时应保持在打开状态。

3. 一次性碘伏帽 碘伏帽安装在外接短管上,内侧有一块浸有消毒剂的海绵,需要保持无菌状态。碘伏帽内侧一旦被触碰或碘伏帽脱落,应立即弃用。

4. 腹膜透析管 导管材料通常为硅胶,带有两个涤纶套,腹内段具有一定数量的侧口。腹膜透析管置入人体后涤纶套可和局部周围结缔组织相结合,起到固定作用。腹膜透析管可终生使用,除非发生不可治愈的导管相关感染和腹膜炎,才需要拔除。

5. 外接短管 和腹膜透析管相连接。外接短管的末端必须保持无菌,每 6 个月更换一次。日常生活和体力活动中应避免对外接导管的牵拉。

6. 其他居家用品 口罩、帽子、速干手消毒液、紫外线灯、75%酒精、恒温箱、体重秤、电子秤、专用挂钩、剪子、血压计、血糖仪、洗澡保护袋等。

五、居家腹膜透析的随访和管理

(一)概述

对居家腹透患者进行长期随访管理,是保证腹透治疗质量、延长其生存期的前提条件。腹膜透析的随访强调采用全面系统流程化的方式,加强团队合作和患者自我管理;利用循证医学证据诊治疾病、预防疾病进展和避免各种并发症的发生。通过对居家腹膜透析患者的长期随访管理,使其透析的充分性和营养状态良好,贫血、高血压、肾性骨病及急性心血管并发症等得到满意控制,减少腹膜透析管路及腹膜透析相关并发症,提高生活质量,尽可能恢复社会功能,最终降低住院率和死亡率,减少医疗花费。

(二)实施策略

对居家腹膜透析患者长期的规范化随访管理,推荐以下策略。

1. 建立腹膜透析专科门诊 腹膜透析专业技术具有特殊性,需要专职医护团队建立腹膜透析专科门诊,这是实现长期随访管理的前提。腹膜透析专科门诊应该由腹膜透析专职医护人员负责管理,并不断进行临床和管理数据的总结和分析,针对具体问题实现持续质量改进。

2. 以腹膜透析医生和/或护士为核心 对居家腹膜透析患者的治疗和护理是一个漫长而艰巨的过程,间或发生的各种急性并发症又增加了诊治的难度。规范化地长期随访,不能仅满足于对并发症的及时诊治,还应做到防患于未然,避免并发症给患者带来的身心痛苦。这就要求我们有一个完善的对于疾病的"即时反馈体系"。这个体系需要一个核心人物(专职医生或护士),作为患者、家属和医护人员的信息中枢,可以及时察觉患者的问题,并把相关信息如实记录、保存、传递到相关责任人那里,并负责把所有处理意见反馈到当事人手中。

3. 一体化门诊管理　首先从透析前教育、腹膜透析置管围手术期到腹膜透析后的规律门诊,都应由腹透专职医护人员进行全程照顾。第二,腹膜透析患者无论居家或在医院,都应对其病情实时监测并调整治疗,实现所谓的"病房式"门诊管理。这项任务对医患双方的要求较高,同时要通过规范化培训和健康教育,教会患者自我管理技巧,将其由被动"受治"转化为主动"求治",实现对腹膜透析患者的授权管理。

4. 多学科团队合作,整合多种随访形式　独立透析中心在对腹膜透析患者的长期随访中应该加强与综合医院的合作,调动多学科团队,加强对腹膜透析相关并发症的综合诊疗水平。例如,为提高腹膜透析导管相关并发症的处理水平,联合普通外科、胸外科医生;随着高血压、糖尿病及心血管病在透析人群中所占比例不断增加,我们还应和心脏内科、心脏外科、神经科、理疗科建立多学科团队。

长期随访管理还必须借助多种随访形式,如门诊、电话、网络和家访等,频次灵活,由医生、护士、营养师和理疗师等组成团队共同随访、监控病情、实施个体化诊疗方案。

第二节　居家血液透析

一、概述

居家血液透析是需要进行血液透析的患者,在家庭成员的协助下完成血液透析治疗的过程。随着血液透析患者数量的增多和生存时间的延长,居家血液透析治疗模式也逐渐被越来越多的医护人员和患者关注,并在个别地区和医院进行尝试。居家血液透析患者常常需要在家人的帮助下完成体外循环的建立,透析过程中各种参数的设置,透析过程中病情观察及上下机的操作。

二、居家血液透析需要具备的条件

居家血液透析建议家里具有必需的透析设备和透析场地,患者及其家属需要接受正规的操作培训,并通过血液净化专业团队的考核,掌握血液透析相关知识及其常见故障处理等技能、掌握透析上下机的操作技术、掌握透析过程中出现并发症的处理方法等。

　　为此,居家血液透析对患者自身的文化程度、理解能力和依从性等要求较高。一般建议选择符合如下条件的患者。

　　1. 具有3年以上的透析龄;对透析治疗的目的、方法及流程熟悉;血管通路条件良好,没有狭窄、血栓形成和血流量不足等情况。

　　2. 并发症少,处于疾病稳定期,血压、血糖等控制较好。

　　3. 患者及家属的依从性较好,能完全掌握上下机、血管通路的穿刺及机器连接技能。

　　4. 患者及家属或护理伙伴具有一定的透析知识,能及时识别透析常见并发症并进行一定的应对处理。

　　5. 与医疗机构建立密切的联系,医疗机构能向患者提供及时的支持,患者能主动及时地向医护人员反馈治疗情况,在出现紧急并发症时能在短期内得到处理。

三、居家血液透析的模式

　　常见居家血液透析模式有如下几种。

　　1. 常规居家血液透析　每周透析3次,每次透析4小时,与中心内血液透析模式相似。

　　2. 每日短时血液透析　患者每天都在家进行血液透析治疗,每次治疗2小时左右。

　　3. 居家夜间血液透析　患者在夜间睡眠过程中进行,每周3~7次,每次6~8小时。

四、居家血液透析的优缺点

　　与中心内血液透析相比,居家血液透析的优点如下。

　　1. 居家血液透析患者能更灵活主动地控制透析治疗的时间、频率和治疗模式,提高了患者接受治疗的灵活性。

　　2. 更长、更频繁的透析模式可以更有效清除患者血浆中的毒素,有效纠正贫血,控制血压。

　　3. 改善睡眠质量。

　　4. 减少对饮食的限制,营养状况得到改善,能更好地调节钙磷代谢,降低心血管事件的发生率。

　　5. 能有效减少交叉感染导致的呼吸道和血源性感染风险。

　　6. 居家血液透析成本可能更低,有助于节约家庭其他成员的时间及外出交通费用等。

但是由于居家血液透析对患者自身的文化程度、理解能力和依从性等要求较高。通常患者需要一个家庭成员或合作伙伴一起参加培训,并帮助治疗。居家血液透析需要患者自行建立体外循环,因此要求患者及家属能掌握通路穿刺的方法,扣眼穿刺法使居家血液透析患者穿刺更容易;进行居家血液透析的患者在开始自行治疗前必须接受正规的、全面的有关居家血液透析知识的培训,并通过考核。具备基本的应对血液透析常见急性并发症的能力。

五、居家血液透析患者的管理

为了加强居家血液透析患者的管理,保证患者得到专业人士的监控和指导,居家血液透析患者和透析中心之间应该建立密切联系。透析中心应该给患者提供热线电话,为患者随时提供从健康到设备各方面的技术支持和帮助;应该安排居家血液透析患者每月到透析中心进行随访。随访过程中应对患者的身体状况、透析质量、并发症、血管通路情况、透析操作技能、急救能力等进行评估和再培训。远程患者管理是改善居家血液透析患者治疗潜在的重要工具,可能有助于及时监控患者的治疗处方、安全参数和疗效,为患者正确操作机器、处理并发症以及解决机器故障等提供实时的指导。

第九章

门诊服务管理

第一节　组织和人员管理

一、门诊服务的责任人及制度要求

独立透析中心的主任为透析中心门诊质量与安全的责任人。

独立透析中心应根据透析中心发展的总体规划,制订门诊工作目标和工作计划;建立和完善门诊管理工作职责及各项管理制度。核心制度包括岗位责任制度;首诊负责制度;门诊会诊制度;门诊医疗文书及处方质量管理制度;各服务窗口服务制度;各类医疗诊断证明规范管理制度等。

中心主任应合理安排门诊医务人员的出勤情况,协调、处理与门诊有关的医疗纠纷和投诉事件,化解矛盾,确保门诊医疗工作正常运转。门诊服务应该做好分诊和导诊、院内感染控制、传染病预检、上报;卫生健康宣传教育,并处理好与门诊工作相关的其他事项。

二、门诊布局设置和流程

门诊服务的布局设置应考虑到感染预防和控制、就诊流程的需求。应设置等候区,医生接诊室、药房、检验室、收费处和/或腹膜透析室等。门诊服务标识要清晰,应在显著位置设置中心平面示意图、常规诊疗项目及药品收费价格。门诊相关的设施设备应齐全。有条件实行预约的中心建议尽量采取预约制分时段就诊,避免造成人员拥挤和等候时间过长。

三、人员管理

独立透析中心提供门诊服务的人员配置应该符合国家的要求并在本中心注册,所有人员应该具有明确的岗位职责和授权书。

(一) 人员资质

提供门诊服务的医务人员应该根据提供的医疗服务的内容和类型配置

符合国家要求的、相应资质要求的执业医师、护士、药剂师、检验师等,相关人员应定期进行执业资格的更新。执业人员应在执业所在地独立透析中心进行注册。独立透析中心主任为门诊服务的质量与安全的责任人。独立透析中心主任应该具有肾脏病学中级或以上专业技术职务任职资格并从事血液透析工作3年以上。

(二) 岗位职责

独立透析中心每日至少应该有1名具备专业资质的医生对血液透析患者进行透析前评估、透析处方的制定以及透析过程中并发症的处理。可以开展腹膜透析和慢性病管理的中心也应该根据门诊时间安排好相应的医护人员提供服务。各岗位人员应认真履行各自的职责,尽力为患者提供优质安全的服务,并遵守感染预防和控制政策。

1. 门诊导诊台

(1)负责导医、分诊、咨询及维持大厅的工作秩序等工作。

(2)准时上班,坚守工作岗位,热情主动接待患者,合理分诊。

(3)负责排查门诊及门口的安全隐患,经常巡视候诊厅,以便随时引导和协助老年人、残疾人、体弱人员就医。

(4)指导患者填写就诊病历。

(5)做好检查报告单的集中发放和保管工作。

(6)认真听取患者反映的意见,及时解决相关问题,不能解决的及时向主管汇报。

(7)负责就诊、咨询等信息的收集,做好来访人员登记工作。

2. 门诊医师

(1)应准时到岗开诊,并在开诊前做好一切就诊工作准备。

(2)热情接待患者,耐心细致地询问病情、检查和解答相关问题。

(3)对患者实行首诊负责制,详细询问病史,进行必要的体格检查,认真书写病历。

(4)按规定书写门诊电子病历、处方及填写各种申请单、报告单,做好门诊日志的登记及统计工作。

(5)严格执行消毒隔离,防止交叉感染,并按照传染病管理规定,填写传染病报告卡并详细登记,并做好传染病的消毒工作。

(6)指导患者正确采集各种化验标本,并做好化验和各种检查报告单的结果解释工作。

(7)患者如有特殊情况,医师应亲自或由导医陪同检查,并注重与医技人员之间沟通。

（8）严格执行医疗操作常规及医保政策的相关规定，合理用药，认真钻研业务知识，熟练掌握各项操作，保障医疗安全，避免医疗事故和医疗纠纷。

（9）树立良好的医德医风，不收红包，不克扣患者，不私自卖药。

（10）应督促保洁工作，消毒处理各种检查后的污物器具，保持诊室内清洁卫生、整齐。

（11）认真填写《门诊日志》和法定传染病报告病例等。

（12）填写相应登记本和报告卡，按照报告时限报告预防保健科进行网络直报。

（13）输液或处置过程中发生过敏反应等不良信息，医护配合，进入相关程序抢救处理，填写不良信息报告表。

（14）遇疑难病例，请上级医师或主任会诊，协助处理。

3. 药房

（1）药剂人员树立高度责任心，一切以患者的用药安全为原则，严格执行药品调配、核发制度，"四查十对"制度，及时打印电子处方，认真调配核发，调配处方时，凡是需要做皮试的药品，必须严格检查处方上的皮试结果，等皮试结果通过后再核发。处方调配人和处方核发人均应在处方上签字。

（2）认真执行《处方管理办法》，对错误的处方或缺药处方应退回，请原处方医生更改，药剂人员不得擅自更改；对滥用药品、配伍禁忌、超剂量的处方和涂改处方，药剂人员有权拒绝调配，必要时经处方医师更正或重新签字方可调配。急诊处方应予优先准确快速发配。

（3）麻醉药品、精神药品和医疗毒性药品的使用、保管和调配必须严格执行有关管理制度。

（4）积极宣传合理用药知识，监督指导合理用药、规范用药。负责收集药品不良反应信息，定期向药品监管部门上报《不良事件报告》数据。

（5）严格贯彻药品养护制度的实施，监督药品有计划的请领、储存，防止积压、损坏和浪费药品，每月定期抽查药品效期和质量，审批过期和破损药品的报损。

（6）药品按其性质、剂型、用途和储存条件分类分别保管。

（7）已经发出的药品原则上不予退还，因特殊原因（如药物不良反应、禁忌证等）需要退药的，必须按照相关管理规定执行。

（8）做好处方的分类统计登记工作，各类处方应分别存放，定期上报，统一销毁。

（9）定期盘点、做到账物相符。

（10）其他人员非公事不得进入药房。

4. 检验

提供检验服务的独立透析中心应该遵守以下要求。独立透析中心也可以委托第三方机构提供检验检查服务,签订委托服务的机构也应该达到如下要求。

(1)贯彻落实《医疗机构临床实验室管理办法》等制度规范。制定相应的工作制度与规程,由具有相应专业技术职称的人员进行临床检验工作,或签订实验室外包服务合同。

(2)检验申请单(含电子申请单)由医师逐项清楚填写,急诊检验应有特殊标志,检验申请单必须有申请医生签名或唯一标识。

(3)接收标本时,检验科工作人员应检查申请单填写、采集的标本是否合格,如不符合要求可拒收。不能立即检验的标本,要妥善处理及保管。

(4)建立标本采集、运送、签收、核查、保存制度和工作流程。严格检验报告授权制度和审签、发放制度(检验报告双签、急诊报告除外,电子签名有效),建立检验"危急值"处理程序,保障医疗安全。检验科应明确出报告时间并在规定时间内发出报告。

(5)登记或核对患者的基本信息,审核检验结果,填写检验登记和检验报告单,签名后发出检验报告。检验结果有疑问时,应重复检验,并与临床医护人员进行联系。对于超过临床限定范围的生命指标(危急值)的结果,应及时报告临床医护人员。

(6)使用的仪器、试剂和耗材符合国家规定;定期对可能影响检验结果的分析仪器及相关设备和项目进行校准验证。

(7)建立并完善实验室质量保证体系,开展室内质量控制,参加室间质量评价活动。

(8)配合临床医疗工作,开展新的检验项目和技术改进。

(9)应制定检验后标本保留时间和条件,并按规定执行。废弃物处理应按国家有关规定执行。

(10)加强实验室安全管理和防护,包括生物安全及化学危险品、防火等安全防护工作,完善安全管理规章制度并组织落实。

(11)应征求临床人员对检验服务的意见及建议,尽可能满足临床诊疗活动需要,采用多种形式为临床科室提供临床检验信息等咨询服务。

5. 收费室

(1)认真办理门诊病员收费。

(2)收费人员必须认真负责、态度和蔼、语言文明、耐心解释,不刁难、不推诿患者。准确掌握有关收费标准,努力提高效率,缩短病员等待时间。

（3）收费人员在收到患者交付现金时，要唱收、唱付，当面点清。填写票据，必须做到姓名相符、项目真实、金额准确、日期一致、字迹清晰。

（4）严格执行医保查证手续和有关比例收费规定，做到姓名、项目、金额相符，防止张冠李戴，错账漏账。

（5）收费人员应在每天规定时间内办理结账，核对所开收据与所收现金是否相符，做到当日收款当日结算上交，不得拖延积压，严禁挪用公款或将公款借与他人，违者追查处理。

（6）各种收据必须按日期、编号顺序使用，不得中断或间断。凡写错作废的收据，必须将原正副联粘贴在字根上，并写明注销的原因。

（7）收费人员必须坚守岗位，工作时间不得擅自离岗，不准由他人代替收费、填写收据。

（8）提高警惕、注意安全，非本室人员，未经许可不得入内，严禁在收费室内会客。

第二节　服务范围及要求

独立透析中心应严格按照国家卫生健康委员会审核批准的服务范围提供医疗服务，不得擅自超服务范围接诊或提供服务。根据当地卫生健康委员会及执业许可证批准服务范围，独立透析中心的服务范围可能包括血液透析、腹膜透析、慢性肾脏病及其他内科疾病等。作为独立透析中心最主要的服务内容之一，透析中心提供给血液透析和腹膜透析患者的服务内容应该至少包括透析治疗服务、门诊咨询服务、药事服务、化验服务（可委托第三方）等。对于慢性肾脏病患者，独立透析中心的服务内容根据当地卫生健康委员会认定的服务范围可以包括对患者的原发病（如糖尿病和高血压等内科疾病）慢性肾脏病等疾病的咨询和评估服务，以及患者教育、药物治疗、营养和运动疗法、护理服务和检验检查服务等。遇到超出本独立透析中心服务内容和服务能力的病例，应及时转诊至上级医疗机构进一步治疗。

第三节　围透析期患者管理

透析患者在开始透析的最初 3 月内死亡风险最高。糖尿病、高血压、高龄及应用中心静脉导管、营养不良、贫血、炎症状态、低镁等因素都与透析早期死亡风险升高相关。为此加强包含透析前期和透析早期的围透析期患者管理，对于提高透析患者的存活率具有重要的临床意义。透析前接受规范合理的肾病专科治疗是改善透析患者生存预后的独立因素。对于有资质的独立透析中心,应该将围透析慢性肾脏病的患者管理纳入其门诊服务范围内。

一、定义

"围透析期"定义为透析前估算的肾小球滤过率(estimated glomerular filtration rate,eGFR)<15 ml/(min·1.73m²)至开始透析后 3 个月之间的时间段。对这一时期的特殊重视和积极管理可有效改善透析患者的生存预后。

二、透析前期的管理

(一)患者教育

患者教育及决策支持是必不可少的环节,其有助于患者理解肾脏衰竭、权衡合适的治疗方案、保持控制感、与家人和/或护理人员共享信息;提早开始患者教育还与降低起始透析后的死亡率有相关性。

对于进展到慢性肾脏病(chronic kidney disease,CKD)4 期(eGFR<30ml/(min·1.73m²)患者,包括首次就诊时立即需要维持性透析治疗的患者,都应接受肾功能衰竭以及治疗选择(包括肾移植、腹膜透析、血液透析以及保守治疗)的教育,以使患者对所有治疗选择的优缺点有基本的了解,并能结合自身情况提前为未来将要接受的治疗方式做好准备。患者的家属及护理人员也应该接受上述肾功能衰竭治疗选择的教育。

(二)透析时机与模式选择

对于暂时无法或不考虑接受肾移植和保守治疗的患者,在门诊随访过程中,应密切随访患者的肾功能、并发症和全身情况,帮助患者一起选择合适的时机和治疗模式开始进行透析治疗。

1. 透析时机　应该根据患者的肾功能及临床症状综合判断开始透析时机。通常 eGFR 在 5~8ml/(min·1.73m²),患者出现恶心、呕吐、皮肤瘙痒、乏力、贫血等症状时,应该开始肾脏替代治疗。对于临床症状重、孕妇或糖尿病患者,建议提前开始透析;对于临床症状轻者,可在严密监测下适当延迟透析开始的时间,但大多数肾脏学家认为当 GFR<5ml/(min·1.73m²)应考虑开始透析;对于出现急性并发症,如高钾血症、心力衰竭、严重高血压、严重酸中毒的患者应给予紧急透析。

2. 透析模式　常见的透析治疗模式包括血液透析和腹膜透析。各种治疗方式中又包含了不同的处方选择。终末期肾病患者透析模式的选择应该结合患者的身体条件、有无禁忌证、社会生活习惯及个人偏好、当地资源、医保报销政策以及基础设施的综合情况来进行。

（三）建立血管通路

血液透析的血管通路分为动静脉内瘘（arteriovenous fistula，AVF）、动静脉移植血管物（ateriovenous graft，AVG）和中心静脉导管（central venous catheter，CVC）。CVC 又分为无隧道无涤纶套导管和有隧道有涤纶套导管。与 AVG 和 CVC 相比，AVF 与降低死亡率、减少并发症和降低成本有相关性。然而"首选 AVF"的原则并非适用于所有患者，对于老年患者或动静脉通路差的患者，AVG 或 CVC 可能是首选形式。透析通路的选择首先依据终末期肾病患者的人生计划作出选择，同时应考虑到患者个体特征、血管特性和患者生存目标及偏好。应结合患者的年龄、并发症、血管特性、长期生存的可能性、治疗目标、启动透析的时机等因素综合考虑，个性化地制定患者的血管通路决策。

血管通路一旦建立后，在门诊服务中应该对其功能、有无感染、出血等并发症进行随访，并对患者进行血管通路维护和保养的知识教育。

三、初始透析期的管理

（一）避免透析失衡综合征

透析初始期，应该对患者的全身情况，包括患者的凝血情况、营养状态和毒素水平进行评估，谨慎地制定初始透析治疗方案。初始治疗时，对于溶质和液体的清除都不宜过多过快，以避免透析失衡综合征的发生。选择血液透析的患者，首次透析建议时间不超过 2~3 小时，血流速度宜适当减慢，可设定为 150~200ml/min，初次血液透析时尿素下降率不宜超过 30%，以后可逐渐延长透析时间，提高血流量，直至达到透析处方所要求的剂量。初始透析时，应根据患者容量状态及心肺功能、残余肾功能、血压水平等情况设定透析超滤量和超滤速度。存在严重水肿、急性肺水肿等情况时，超滤量可适当提高，但不宜超滤过快过多，应在 1~3 个月内逐步使患者透后体重达到"干体重"，以避免透析过程中低血压及对残存肾功能的损害。

（二）保护残存肾功能

残余肾功能是透析患者获得透析充分性及长期生存的最重要因素。容量不足、炎症、肾毒性药物、并发症及透析年龄等都是导致残存肾功能下降的主要影响因素。由于肾功能低下时，通过肾脏分泌的肌酐来评估残余肌酐清除率往往会高估，因此建议采用 24 小时尿素氮清除率和肌酐清除率的平均值评估残余肾功能。

透析患者保护残存肾功能的主要措施包括使用生物相容性好的透析

膜、透析液、使用肾素-血管紧张素醛固酮系统抑制剂或受体阻断剂、避免过多过快超滤导致低血压和容量缺失、慎用肾毒性药物(如非甾体抗炎药及造影剂等)。

四、围透析期并发症的管理

(一) 心血管疾病

围透析期患者发生心血管事件风险增高。围透析患者出现胸痛症状时,应常规进行心电图等检查,必要时应该推荐给心脏科医生帮助诊治。肾脏科医师应该对运动平板心电图、心脏核素显像、冠脉造影等检查的结果和意义充分了解。当患者的治疗方案发生调整或者病情加重时,应特别注意eGFR 和血钾水平的监测。合并动脉粥样硬化疾病需要给予抗血小板治疗时,应当权衡患者的出血风险和心血管获益之间的利弊,综合考虑治疗选择。对于合并心衰患者,除给予药物治疗外,还可以考虑通过加强超滤、增加血透频率或延长透析时间的方法等来纠正。

(二) 代谢性酸中毒

当碳酸氢根浓度<22mmol/L 时,CKD 疾病进展和死亡风险增高。建议口服碳酸氢钠纠正酸中毒,维持血碳酸氢根浓度于正常范围。

(三) 电解质紊乱

围透析期患者应规律进行血钾检测,尽早启动降钾治疗,长期控制血钾水平于正常范围内;初始透析的患者需要警惕长透析间期后高血钾风险。血钾控制目标为血清钾/长透析间期后血清钾<5.5mmol/L。

处理方法包括:①低钾饮食;②停用 RAAS 抑制剂;③使用髓袢利尿剂;④口服钾离子结合剂,包括环硅酸锆钠、钙-钾交换聚合物、聚磺苯乙烯钠、聚磺苯乙烯钙等。⑤对于严重高钾血症以及对药物不耐受的患者,透析依旧是最有效的治疗方法。

(四) 容量负荷

透析前期患者建议使用袢利尿剂减轻容量负荷,在 eGFR>10ml/(min·1.73m²) 时,可联合使用抗利尿激素 V2 受体拮抗剂。对于初始透析患者,两次透析间期体重增加应<5%;有残余肾功能者建议使用髓袢利尿剂减轻容量负荷;不能有效控制容量的患者应延长透析时间或改变透析模式以加强水钠清除。

(五) 高血压

围透析期高血压管理的靶目标是血压<140/90mmHg。管理方法包括:①非药物治疗:改善生活方式,减轻体重,避免容量超负荷等;②药物治疗:

有蛋白尿的患者应首选肾素-血管紧张素-醛固酮系统(renin-angiotensin-aldo-steron-system,RAAS)抑制剂作为降压药物;长效钙通道阻断剂、利尿剂、β受体阻滞剂、α受体阻滞剂均可作为联合治疗的药物。降压药物的选择需要注意:①合并高钾血症特别是透析频次<2次/周的高钾血症患者,不宜选择RASS抑制剂;②合并急性心力衰竭或传导阻滞的患者,不宜选择α/β受体阻滞剂或β受体阻滞剂;③合并血管神经性水肿的患者或交感神经反应性过强的患者,不宜选择钙通道阻断剂;④合并精神抑郁的患者,不宜选择中枢性降压药;⑤无残余肾功能患者,不宜选择利尿剂。

(六) 肾性贫血

当围透析期患者临床症状、体征或其他医学指标提示贫血时应及时测量Hb并常规进行铁状态评估;测量频率根据透析方式、有无贫血和红细胞生成素治疗情况而定。贫血管理靶目标:①Hb目标值:110~120g/L,不超过130g/L;②铁代谢指标:透析前和腹膜透析患者TSAT为20%~50%,血清铁蛋白为100~500μg/L;血液透析患者TSAT为20%~50%,血清铁蛋白为200~500μg/L。

管理方式包括:①静脉及口服铁剂治疗;②红细胞生成刺激剂;③低氧诱导因子脯氨酰羟化酶抑制剂(HIF-PHI);④输血。

(七) CKD-MBD

围透析期患者应加强钙、磷代谢相关指标监测:建议每1~3个月检测血清钙、磷水平;每3~6个月检测iPTH水平,定期评估血管钙化情况。维持血钙、血磷水平于正常范围内。非透析CKD G5患者最佳iPTH水平目前尚不清楚,建议可参考透析期患者,将iPTH维持在正常值上限的2~9倍。

管理方式包括:①低磷饮食,调整透析液钙浓度,个体化使用磷结合剂。②非透析患者建议采用活性维生素D及其类似物治疗甲状旁腺功能亢进,不建议常规使用这些药物。透析期患者建议使用活性维生素D及其类似物、拟钙剂控制iPTH,注意避免高钙血症。③围透析期患者排除无动力骨病后,可考虑口服双膦酸盐治疗。

(八) 营养问题

应根据围透析期患者性别、年龄和活动状况,个性化制定营养治疗方案。综合评价包括体重指数(body mass index,BMI)、肌肉含量、血清前白蛋白、白蛋白、饮食和蛋白质摄入量、主观综合性营养评估。透析前患者应给予优质低蛋白饮食,蛋白质摄入量推荐每天0.6g/kg;由于透析会丢失一部分营养物质,透析期患者应增加蛋白质摄入,推荐每天1.0~1.2g/kg。应保证患者每天获得30~35kcal的充足热量。

第四节 腹膜透析门诊随访

一、腹膜透析室的设置

提供腹膜透析服务的独立透析中心必须经过相关部门的批准和认可。独立透析中心内的腹膜透析室结构布局至少应该如下区域。

1. 接诊区 用于接待定期随访的腹膜透析患者,记录患者情况、开具和查阅化验、开具处方、记录就诊病历等,并配有血压计、体重计等基本医疗设施。

2. 培训区 用于对患者进行腹膜透析知识教育和培训的区域,该区域应该配备有电视机、电脑、教具以及挂图等培训工具。

3. 治疗区 用于腹透患者进行液体交换、换管、出口护理、腹膜平衡试验等诊疗措施的区域。治疗区一般应配备体重秤、治疗车、血压计、输液架、恒温箱、弹簧秤(用于称量透析液重量)、感应式水龙头和清洁水池等手卫生设置、紫外线灯等。

4. 污物处置区 用于处置废弃透析液及其他医疗废物的区域,应与其他区域相对独立,并配备有洗手池、污物水池和脚踏式带盖污物桶,用于排放交换后的腹膜透析废液和丢弃废液袋。

5. 储藏区 用于存放腹膜透析液、腹透用品等,该区域应干燥通风、透析液存放位置应保证不受阳光直射、避免潮湿。该区域应配备储物架/柜。

二、腹膜透析门诊人员配置

提供腹膜透析门诊服务的独立透析中心应该根据患者数配备专职或兼职的医护人员。从事腹膜透析服务的人员资质应达到如下标准。

1. 腹膜透析中心医生 提供腹膜透析服务的医生应持有医师资格证书和医师执业证书,具有 3 年以上肾脏病或透析专业临床工作经验。腹膜透析室负责医师还应具备中级以上专业技术职称。

2. 腹膜透析中心护士 应为受过腹膜透析知识系统培训并经考核合格的执业护士,至少有 1 年以上肾脏或透析专业的护理经验。

三、腹膜透析门诊服务

腹膜透析门诊服务内容如下。

(一) 患者的评估

门诊应该对腹膜透析的患者定期进行临床状态、溶质和液体清除情况、腹膜透析相关情况的评估。门诊随访由腹膜透析专职医生和护士共同完成,门诊随访频度根据患者病情和治疗需要而定。一般新腹透患者出院后2周至1个月后返回医院完成首次门诊随访评估;病情稳定患者每1~3个月门诊随访评估1次,病情不稳定患者随时评估。评估内容包括:尿毒症症状和体征、生化指标的评估(如血压和容量平衡状况、残肾功能、贫血、营养状况、钙磷代谢和骨病、酸碱平衡、炎症状态等)。

1. 溶质清除情况　进行尿素清除分数(Kt/V)检测以评估腹膜透析对小分子溶质清除的充分性情况,建议至少每3个月检查1次。

2. 液体清除情况　清除体内过多的液体,达到容量平衡是腹膜透析的重要目标之一。门诊过程中应阅读患者的腹透日志、观察患者的日常超滤量、检查患者的血压、水肿及心功能情况,从而对患者的机体容量平衡状况做出综合评估。多频生物电阻抗人体成分分析仪可以为患者容量状态和营养状态的评估提供较为精准的客观检测工具。

3. 腹膜功能测定　腹膜转运特性由腹膜平衡试验(peritoneal equilibration test,PET)来衡量。开始腹膜透析后1个月应进行首次腹膜平衡试验,之后建议每6个月检查1次。当出现超滤异常疑为腹膜功能改变或腹膜炎控制1个月以后,建议进行1次腹膜平衡试验。

4. 腹膜透析相关情况　评估换液操作、管路、透析处方执行情况、检查腹膜透析导管出口状况,有无出口处感染等腹膜透析并发症、评估腹透导管及外接短管状态,每6个月更换外接短管。

5. 用药情况　评估患者居家服药情况、是否遵医嘱按时用药。

6. 其他　如有专职营养师,由营养师作营养评估并登记(若无专职营养师可由腹透护士负责),如有条件可对患者进行心理健康及生存质量评估。

（二）处方的调整

根据患者的体表面积、残肾功能、腹膜转运特性、溶质和液体清除情况等进行透析处方调整,制定个性化透析方案。

（三）药物调整

根据患者化验指标及临床状况,调整患者用药。

（四）患者教育

对腹膜透析患者的宣教与培训内容至少应该包括尿毒症患者常见的并发症及预防管理、腹膜透析操作的步骤及无菌操作概念、腹膜透析导管出口处的护理、液体平衡的监测、饮食指导、腹膜透析治疗相关的并发症、紧急处置和预防措施等。

（五）并发症处理

腹膜透析患者非感染并发症包括导管功能障碍(如导管移位、导管堵塞),腹壁渗漏、疝、胸腹瘘、出血,糖脂代谢异常,心血管并发症,营养不良,钙磷代谢紊乱,腹膜功能衰竭等;感染并发症包括导管出口及隧道感染、腹膜炎等。腹膜透析门诊应对患者进行体格检查,早期发现并及时处理并发症。

(六) 检查结果反馈

腹透护士实时收集检查结果,进行准确记录,并完成 PET、Kt/V、CCr 计算。如有特殊情况及时报告腹透主管医生进行处理。根据随访检查结果,由腹膜透析医生做处方调整及开药,腹透护士及时将调整方案反馈给患者或其家属。

(七) 预约下次复诊时间

根据患者检查结果及病情,由腹透护士预约下次复诊时间。

第十章

药品及耗材管理

第一节 药品耗材采购和管理要求

一、药品采购和管理

独立透析中心在采购药品时,应选择已通过药品质量管理规范认证的企业作为供应商;同时供应商应提供《药品经营许可证》和《营业执照》;独立透析中心与供应商应按属地要求签订合规的供应合同,且应有明确的质量条款及质量保证协议;采购药品时应索取相应票据,并要求票、账、货相符,同时按规定保留有关票据;独立透析中心药品的采购记录应标明药品的通用名、剂型、规格、批号、有效期、生产厂家、采购数量等信息;对于药品的验收,独立透析中心应有专职药剂师现场验收。按有关法律、法规要求,对药品的内外包装、标签、数量、采购价等信息与随货单核对,验收合格,作好记录,方可入库。

独立透析中心应设置专门药房,并保证药房安全、通风、干燥,并控制好药房温度及湿度,作好记录;药房应将药品分类储存管理,按品种、用途、剂型分类,并按照批号及效期远近依序集中陈列摆放;药剂师应定期对药品进行盘点、维护、清理。保证药品的有效期及质量,确保账目实物相符。

二、医用耗材的采购及管理

(一) 医用耗材的采购制度

医用耗材,是指应具有医疗器械注册证或"消"字号的一次性医疗用品、医用消耗品、试剂、器械和用于临床医疗需要由国家规定其范围的消耗性材料。

独立透析中心应指定专人对医疗耗材的采购、使用进行管理;透析中心与耗材供应商应按属地要求签订合规的供应合同,并严格审查供应商的有关资质:《医疗器械经营企业许可证》《医疗器械生产企业许可证》《营业执照》,同时审查对应耗材的注册证及登记表,做好备案。制定专门验收单,验收时应按要求对耗材的数量、外包装、标签等重要信息进行盘点验收,检查送货清单与实物是否相符。

(二) 医用耗材的管理制度

独立透析中心应根据各地要求、自身条件,建立规范的医疗耗材入库及申领使用制度;中心应将医疗耗材分类管理,同时做好库房的温湿度管理工作,并做好相关记录;中心耗材在出库使用时,应按批次进行出库,同时需要留有精确的出库记录;定期对库房进行盘点,处理过期、失效耗材,保证实物账目一致性。

第二节　处方审核及点评

一、处方

所有用药处方都必须由有资质的医生开具,必须用蓝黑墨水笔、碳素墨水笔撰写,或应用电子处方系统。处方上必须清晰标明患者的全名,病历卡号或医保卡号,年龄,性别和医疗机构的名称。处方必须清晰地写明药物的名称、药物剂量、强度/稀释度、用药途径、用药频率和用药时间。当要求间歇性用药时,要写明开始和结束时间。所有处方必须有开具处方医生的签名。

二、处方审核

药师应在充分尊重医师处方权的前提下,重视并坚持合理行使药师的审方权。药师应严格执行《处方管理办法》等相关法规、制度,做好"四查十对",对处方内容不全、表述不清、医师签名不可辨认及其他不规范或不能判定其合法性的处方应退回。

药师应当对处方用药适宜性进行审核。审核内容包括:①对规定必须做皮试的药物,处方医师是否注明过敏试验及结果的判定;②处方用药与临床诊断是否相符;③药物的剂量、用法是否合理;④药物的剂型与给药途径是否正确;⑤是否有重复给药现象;⑥是否存在有潜在临床意义的药物的相互作用和配伍禁忌;⑦其他用药不适宜情况。

当药师经处方审核后,认为存在用药安全问题时,应告知处方医师,请其确认或重新开具处方,并记录在处方调剂问题专用记录表上。药师发现药品滥用和用药失误,应拒绝调剂,并及时告知处方医师,但不得擅自更改或者配发代用药品。对于麻醉精神药品等特殊管理药品需要执行专用处方使用管理制度。因病情特殊需超量使用的处方提请医生双签名以示负责;对较严重的不合格、不合理处方应在《不合理处方登记本》记录。药师在完成处方调剂后,应当在处方上签名或加盖专用签章。

三、处方点评制度

独立透析中心药师应该依据《医院处方点评管理规范(试行)》,加强处方点评体系建设,对处方书写的规范性及药物临床使用的适宜性(包括用药适应证、药物选择、给药途径、用法用量、药物相互作用、配伍禁忌等)进行评价,发现存在或潜在的问题,制定并实施干预和改进,促进临床药物的合理使用。处方点评的药物应该包括重点监控药品及抗菌药品在内。处方点评的结果应该递交独立透析中心质量控制小组进行审核,提出质量改进建议。

第三节　药品准备与应用

一、药品准备和应用的基本原则

1. 非传染病和传染病血液透析患者的药品应分区准备;接受传染病患者的独立透析中心应设置传染病患者专用治疗准备室。

2. 药品应在治疗准备室中进行配制。治疗准备室应达到《医院消毒卫生标准》(GB 15982—1995)中规定的Ⅲ类环境。不得放置污染医疗垃圾,生活垃圾桶加盖,垃圾产生后随时清理。

3. 各种高警示药品明确标识,独立存放,麻醉、第一类精神药品等特殊管理药品双人双锁专人管理,第二类精神药品应该专人专柜加锁管理。

4. 药物冰箱或药柜中的药物要根据不同的药物类别进行保存,按照时间顺序分类放置。治疗室内冰箱应使用冰箱温度表持续监测,保持清洁、物品分类摆放整齐。

5. 定期检查治疗准备室存放药品的有效期,过期药品及时更换。

6. 进入透析治疗区域的物品不得再次进入治疗准备室。

二、药品准备

1. 医护人员进入治疗室内,应衣帽整洁、戴口罩,严格执行无菌技术操作。

2. 每次配药前先对治疗台面进行清洁消毒擦拭,确保治疗台干净整洁。

3. 根据医嘱仔细核对患者姓名、药品名称、给药剂量,检查效期、有无破损变色渗漏沉淀等,严格执行无菌原则,保证药物安全性。

4. 摆药、配药后产生后的垃圾及时分类处理,不得存放在治疗准备室。

5. 每班清点药物。

三、药品配制

1. 操作台上多种药物要使用阻隔措施。

2. 配药时应遵循一药一具,不得交叉使用。

3. 非传染病和传染病的患者,以及不同传染病患者不能共用同一瓶溶剂进行药品配制。

4. 静脉药物现用现配。

四、药物应用

1. 配制好的药品注明配置时间,放置在专用无菌治疗盘内备用,根据药品说明书要求存放,不能超过 2 小时。

2. 出治疗准备室进入患者透析单元的药品,不得再送回治疗准备室。

3. 出治疗准备室进入患者透析单元但未使用的药品,不能用于其他患者。

4. 各种一次性医疗物品应遵循一人、一穿刺针、一注射器和一次性丢弃原则。

5. 所有接触过患者的一次性物品直接丢弃,所有接触过患者的可复用物品(如治疗车、托盘、仪器等)必须经过清洁、消毒后才可再次进入治疗准备室。

6. 药品配制前后应双人查对并签名;药品使用前应再次进行查对。

第四节　高警示药品管控

独立透析中心有时会有一些高警示药品,需要进行管控。

一、定义

所谓高警示药品,是指药理作用显著且迅速,易危害人体的药品,其一般没有固定规则化的使用剂量,安全指数狭窄,包括高浓度电解质制剂、肌肉松弛剂、细胞毒药物、抗凝血药等,若使用不当易危及患者生命安全,故在使用高警示药品时要提高警觉性。

二、高警示药品的验收、储存和发放

高警示药品在验收、储存、摆放、给药过程中,必须加强警示。对高警示药品(如高浓度氯化钾、高浓度氯化钠、胰岛素、肝素、尿激酶等)要求在药柜内固定摆放位置,不得与其他药品混合存放,并有明显提示标识,以提醒护士避免错拿错用,同时在使用后应该及时清点、补充。

高警示药品调配发放时要实行双人复核,确保发放准确无误。加强高警示药品的有效期管理,坚持"近效期先用",保证用药安全有效。

三、高警示药品的监管

独立透析中心对高警示药品应该定期组织专项药品质量大检查,对存放药品进行清查,包括账物相符、药盒名称与盒内药物是否相符、药品有无失效、积压等,如发现药品有变质、沉淀、混浊、异味、潮解、变色、过期、标签模糊或脱落等情况时,应立即停止使用,及时协调处理。

应该加强医、护、药之间的沟通,加强药品的不良反应监测与报告,每季度汇总分析和反馈,促进临床安全合理用药。

第十一章

检 验 服 务

第一节 标本采集及质量管理

独立透析中心应该定期对透析患者进行临床相关实验室指标的检查。实验室检查样本推荐在每周透析的最长间歇后进行采集。生化和血液学检测的血液样本应该在血液透析治疗前采集。检测透析充分性时应该还需要采集一个透析后样本来进行评估。透析后样本采集时应该调低血流量/停血泵)。血液透析患者的实验室检测指标及频率推荐如表 11-1。

表 11-1 血液透析患者实验室检测指标及检测频率

监测内容	检测指标	检测频率
传染病学指标	乙型肝炎 丙型肝炎 梅毒 艾滋病	1. 新开始透析或新转入患者应至少在刚来中心治疗时检测 1 次;之后 6 个月内应每 1~3 个月检测 1 次 2. 维持性透析时间>6 个月的患者应每 6 个月检测 1 次 3. 对阳性转阴患者应在发现阴转后 6 个月内每月检测 1 次,之后每 3 个月检测 1 次 4. 对新发感染者的密切接触者应进行即时检测
贫血指标	血常规	每 1~3 个月检测 1 次
	血清转铁蛋白饱和度 铁蛋白	每 3~6 个月检测 1 次
血液生化	肝功能 血糖 血脂等	每 1~3 个月检测 1 次

114

监测内容	检测指标	检测频率
营养状态	白蛋白 前白蛋白	每3~6个月检测1次
透析充分性	Kt/V URR	每3~6个月检测1次
血气及电解质	钾、钠、氯 HCO_3^- 或 CO_2CP	每1~3个月检测1次
代谢性骨病	钙、磷	每1~3个月检测1次
	甲状旁腺激素	每3~6个月检测1次
炎症指标	C反应蛋白	每3~6个月检测1次
心血管结构功能	心电图 心脏超声 颈动脉超声等	每6~12个月检测1次
肺部情况	正侧位胸片	每3~6个月检测1次

第二节　标本处理及送检质量管理

一、标本处理

样本采集时应该根据检测项目的不同采用合适的样本采集管。采集抗凝血时需要及时、充分、颠倒混匀8次,但力度不宜过大;含分离胶或促凝剂的采血管需要颠倒混匀5~8次,需要注意不可用力过大,防止血液溶血。如进行多管采血时,应注意采集顺序,防止抗凝剂污染。推荐以下采血顺序:无添加剂管或分离胶管(乙型肝炎、丙型肝炎、梅毒、艾滋病、血清转铁蛋白饱和度、铁蛋白、肝功能、血脂、白蛋白、前白蛋白、电解质等检测)→枸橼酸钠抗凝管(凝血功能等检测)→依地酸二钠(edetate disodium,EDTA)抗凝管(血常规等检测)→氟化钠抗凝管(血糖检测)。

一般血液标本(除血常规等全血标本外)应在标本采集后2小时内分离血清或血浆,室温放置时间尽量不超过2小时,否则应保存于2~8℃环境中;血常规标本采集后需要尽快送检,低温将影响部分测试项目的测定结果(如血小板减少,中性粒细胞和单核细胞的形态改变等),切忌冷冻全血样本(易造成样本溶血)。抗凝全血样本应常温(18~25℃)保存。血液样本应规范采集以避免溶血,要特别注意采血不能在输液的同侧进行,更应杜绝在输液管内采血。采集血样做细菌培养或聚合酶联反应检查时,要采用无菌技术,防止污染。应该严格遵守血液样本的处理和保存规定,保证样本检测质量。血清标本采集后宜先放置室温或37℃水浴箱中30~60分钟使血液充分凝固。血清或血浆标本采集后应及时分离血清或血浆,3 000rpm 离心5~10分钟。最迟不超过2小时,否则可能会影响检测结果。如不能及时送检,应将血清或血浆分离后置于2~8℃环境中保存,以保证样本中待测成分的稳定,基本能够保存3天以上(血糖除外);冷冻保存(-20℃)可保存更长时间。

二、标本送检质量管理

1. 检验申请应根据申请单要求逐项填写,字迹清楚,项目齐全。内容应包括但不局限于下列信息:患者姓名、性别、身份号、诊断、样本类型、申请检验项目、申请时间、标本采集时间、送检时间、标本处理中心接收时间、检验时间。

2. 检验标本使用标签管理,标签上应包含并不仅限于下列信息:患者姓名、性别、身份号、样本类型、检验项目等。

3. 在标本采集前,要核对患者信息和标签上信息的一致性。作为标本的唯一性标识,必须保证从标本收集到检测及报告结果期间标本的完整和标识的唯一性、完整性。

4. 标本传送过程中使用的容器应符合生物安全防护要求,具有密封、防水、防破损、防外泄能力。

5. 对不能当天检测的标本,应将标本真空管及时离心分离血清,冰箱2~8℃保存。

第三节　检验报告的接收及结果管理

一、标本的交付和接收

检验标本的交付和接收应有登记和签收。在接收送检标本时,有检验申请单的应核对申请单的规范性、核对患者资料和标本的符合性。使用无纸化申请方式采集的检验标本,要检查条形码标签的完整性。不论采用何种申请方式,都要对标本的质量进行检查。对于不符合规定的标本,应按照不合格标本作拒收退回处理。

二、实验室结果的接收

在收到实验室检验结果后,临床医生应该及时审阅结果,如发现检验结果与临床不符,怀疑有偏差时,应该联系实验方进行核对,并分析原因,需要时应立即纠正。在接到危急值报告时,独立透析中心应按照危急值管理制度作好记录,并及时通知临床医生进行识别和后续相应处理。

三、检验报告的解读

临床医生在收到检验结果后,应及时审阅,将检验结果告知患者并进行解读,结合患者的临床情况及检验结果的动态变化,个体化调整治疗方案。

独立透析中心应设定本中心患者重要检验指标的目标值及达标率目标,并定期进行化验指标的统计和回顾,根据达标情况制订持续改善计划。

第四节　急诊化验及危急值管理

独立透析中心应尽可能建立可以接受急诊化验的途径,以满足必要时患者的急诊检验需要,提高危重和急诊患者的救治能力。独立透析中心应该定期对医护人员进行危急值管理制度的培训。

"危急值"是指当这种检验结果出现时,表明患者可能正处于有生命危险的边缘状态,临床医生需要及时得到检验信息。危急值报告制度有利于临床医生迅速给予患者有效的干预措施或治疗,就可能挽救患者生命,否则就有可能出现严重后果,失去最佳抢救机会。

每个实验室应当建立危急值制度,如果检验为外包服务,则应该选择具有该机制的受委托方。无论是选择自己中心或医院内的实验室,还是第三方检验机构,中心医疗人员均应该获得该实验室检验项目的危急界限值。

临床医生接到危急界限值的报告后应及时识别,若与临床症状不符,应关注标本的留取情况,如有需要,即应重新留取标本进行复查。若与临床症状相符,应有处理结果,并采取相应措施。危急值的报告、接收及处理均应留下可供查询的记录。

第五节　检验服务范围及委托服务

独立透析中心应该有能力进行实验室检查,实验室检查可以委托其他医疗机构进行,也可以自行承担。委托其他医疗机构承担医学检验和辅助检查的独立透析中心应当与相应医疗机构签署医疗服务合作协议,保障相应医疗服务的质量和及时性。

需要委托实验时,应该由相关技术负责人组织对相关委托实验室的质量保证和检验能力进行考核评审,确定合格委托方。委托实验方应具备完成所委托实验项目所需的检验仪器和设施,能够按照委托实验项目规定的技术要求进行检验,有保证结果及时、准确、可靠、公正的保障措施;满足保密规定;对委托实验样品负有检验质量责任。中心一般应优先选择通过实验室认证的实验室、通过计量认证的实验室。

在确定委托实验室后,应该填写《委托实验项目一览表》和《合格委托实验方登记表》。由中心负责人与合格委托方拟订书面协议,协议中必须明确包括检验前及检验后程序在内的各项要求、明确委托实验室有能力满足这些要求且没有利益冲突、明确为符合实验室检查的预期用途应执行的检验程序、明确对检验结果进行解释的责任。此协议应该定期进行评审,以确保持续满足以上的要求,并保存评审记录。对于委托实验室,如发现结果有重大偏差,可中止其委托实验资格。委托实验室报告的检验结果应按正常途径提供给客户。在委托实验过程中,独立透析中心的工作人员应采取适当措施确保客户的隐私信息和合法权益得到保护。

第十二章

手术室管理

独立透析中心可根据中心实际情况设置手术室或操作室。自体动静脉内瘘成形术、移植物内瘘成形术和开放式腹透置管术应该在手术室内进行，内瘘介入治疗应该在符合条件的介入手术室进行。手术室管理同医院常规手术室。操作室仅能进行中心静脉导管置管、经皮腹透管置管术、中心静脉导管拔管、换药和拆线等操作。

对于独立设置的专用手术室，建议参考以下管理标准。

第一节　区　域　要　求

一、净化标准

1. 符合《医院消毒卫生标准》（GB 15982—2012）中规定的Ⅰ类环境，可用于进行动静脉内瘘成形术、腹膜透析导管置入术、移植物动静脉内瘘成形术及各类透析通路并发症的开放性手术。

2. 符合《医院消毒卫生标准》（GB 15982—2012）中规定的Ⅱ类环境，可用于进行中心静脉导管置入术、腹膜透析导管经皮穿刺置入术、各类透析通路并发症的经皮介入类操作。

3. 符合《医院消毒卫生标准》（GB 15982—2012）中规定的Ⅲ类环境。可用于进行中心静脉导管拔除或拆线、换药操作。

各类环境应满足的空气、物体表面、医护人员手细菌菌落总数卫生标准如表 12-1。

表 12-1　各类环境空气、物体表面、医护人员手细菌菌落总数卫生标准

环境类别	标准		
	空气(cfu/m³)	物体表面(cfu/m³)	医护人员手(cfu/m³)
Ⅰ类	≤10	≤5	≤5
Ⅱ类	≤200	≤5	≤5
Ⅲ类	≤500	≤10	≤10

二、放射防护

开展 X 线引导的介入治疗或诊断项目的,手术室应按照国家相关标准进行放射防护配置、人员培训、健康体检和个人放射剂量监测,通过环境影响评价、职业病危害放射防护评价后方可开展,并由医疗机构按照国家相关法规统一进行持续性管理。

三、合理分区

按照流程科学、洁污分明、标识明确的原则,对手术室进行合理分区,设置合理的人流、物流通道。区分洁净区(手术间、控制室、刷手间等)、准洁净区(缓冲走廊等)、非洁净区(家属等候区、更衣室、污物区等),并进行明确标识。

第二节　设备配置

一、基本配置

1. 手术床及附件。
2. 无影灯及医用气体供应　至少具备氧气和负压供应。
3. 器械柜、药品柜。
4. 根据开展的项目配置相应的手术器械、医用敷料。
5. 抢救设备　除颤器、监护仪。
6. 必要的药品和医用耗材。
7. 开展 X 线引导的介入治疗或诊断项目的应配置 C 臂机,可采用固定式或移动式。

二、可根据需要选择配置设备

医用吊塔系统、高频电刀、卡式灭菌器、电动气压止血带、超声仪等。

第三节　人 员 配 置

中心至少应配备 2 名相对固定的护理人员负责手术室的管理、维护与运行，并承担透析通路协调员工作，负责与患者、透析护士、通路医生、透析医生、肾内科医生之间的沟通协调。

参与透析通路手术的护士应具备相应透析通路手术的培训经历；手术室管理护士应具备手术室培训经历。

如配置 X 线设备的手术室，则应设置至少 1 名兼职设备技师或放射技师。

第四节　组 织 管 理

一、安全管理

1. 消防安全　加强对消防器材和安全设施的管理维护，保证安全通道畅通；注意氧气、75%酒精等易燃物质的管理。

2. 用电安全　定期监测医疗仪器，防止漏电伤害，合理使用电刀等带电外科设备。

3. 辐射安全　开展 X 线引导下介入诊疗的单位，接受医院统一的放射职业安全管理和监控。

4. 患者安全　在接收患者、使用药物、手术前严格执行核对制度；合理使用床挡、固定带，防止意外摔伤；手术前后物品清点，避免异物遗留。

二、清洁管理

1. 进入手术室物品，先在准洁净区擦拭清尘后再带入。

2. 每天进行空气消毒，并在手术结束后进行清洁，采用湿式打扫。

3. 每周对吊顶、墙壁进行擦拭清洁。

4. 每月做 1 次空气培养，方法参照《医院消毒卫生标准》（GB 15982—2012）。

5. 按照净化系统设备维护要求定期进行检测维护。

三、手术资质管理

从事透析通路手术的医生应具备医师资格,可为肾内科医师、外科医师或影像医师,具体可根据独立透析中心开展的服务内容和人员经验和资质确定,影像医师仅能进行血管通路的介入治疗。肾内科医师开展通路手术前应有手术培训经历,外科医师或影像医师开展通路手术前应有透析培训及透析通路培训经历。

1. 手术分级管理 应建立手术分级管理目录,确定手术准入和退出标准,定期更新手术医师资格名单。

2. 手术资格认证 医师独立开展某项手术前,应进行充分的培训。

3. 手术效果监控 医师新获得某项手术资格认证后,应对其独立进行的该项手术进行效果监控,记录手术并发症,达不到质量控制要求的应重新培训。

四、制度管理

根据自身特点制定完善的工作制度,包括消毒隔离制度、参观制度、交接班制度、耗材药品管理制度、清点核对制度等。

第五节 感 染 控 制

一、流程控制

1. 手术室严格划分洁净区、准洁净区和非洁净区,严格落实清洁管理制度和消毒隔离制度。

2. 进入手术室人员应更换衣、裤、鞋,戴口罩、帽子,不得佩戴手表、戒指等饰物,外出时更换外出衣、外出鞋。

3. 建立手术参观制度,无关人员不得进入手术室。

4. 先做无菌手术,后做污染手术或携带特殊病原微生物(如耐药菌、乙肝病毒等)的手术。

5. 灭菌物品应专柜存放,使用前核对灭菌有效期、包装密封性。

二、灭菌管理

1. 手术器械、敷料等设备的消毒灭菌建议由医疗机构供应系统统一提供或外包供应,医疗机构应按照相关制度规范管理;医疗机构自行进行手术器械和辅料消毒的应建立完善的设备清洗、消毒灭菌制度和卫生学监测规范。

2. 手术室采用小型灭菌设备的(如卡式灭菌器),应严格按照产品说明书进行使用操作和维护监测。

三、无菌技术

1. 患者手术区域消毒范围至少达切口周边 15cm,建议大面积覆盖无菌巾。

2. 铺无菌桌应着短袖手术衣并刷手,无菌桌单至少铺 4 层,桌巾下垂,桌巾浸湿后及时覆盖 2 层以上无菌巾。

3. 术前刷手、穿无菌手术衣、戴无菌手套。

四、医疗废弃物及用具管理

1. 废弃物按生活废弃物、医用废弃物分类收集,集中处理。
2. 锐器专用容器收集。

第六节　手术操作及随访

透析通路手术根据病情及手术方式,可采取门诊或住院完成,手术后应有手术记录,并在患者血管通路档案中进行记录。

所有手术操作应当日完成手术操作记录,并向患者或其所在透析中心提供本次手术情况的说明或通路使用建议。

中心应制订患者随访计划,可采用远程信息随访、面诊、透析中心访视等方式,记录患者通路相关的手术并发症和手术效果,并定期召开质量控制会议。

第十三章

患者教育和管理

第一节　患者教育

患者教育是保证血液透析服务质量、减少并发症,提高患者生活质量的重要内容之一。每个独立透析中心都应该对患者教育制定计划,落实教育内容和实施计划,并对实施效果进行评估,以达到持续改进目的。

透析患者的教育内容通常包括:①营养和饮食教育;②容量控制教育;③血压控制教育;④透析充分性教育;⑤透析通路的维护教育;⑥贫血治疗教育;⑦运动教育;⑧心理健康教育等。患者教育可以采用一对一讲解或集中课堂教育形式;也可以采用发放宣传册、播放视频、张贴海报、肾友体验等多种形式达到教育的目的。

对血透患者的健康教育和管理,需要得到患者及家属的理解配合,需要医护患共同努力。在这个过程中,医护患以及家属之间应形成一种合作关系,医护人员要多关心患者、支持患者和鼓励患者,使其适应、克服血透治疗中产生的各种心理、生理变化,提高生活质量,回归正常生活,回归工作,回归社会。

第二节　患者管理

一、患者身份确认

医护人员在进行各种诊疗和护理活动(包括标本采集、给药、治疗等)时,严格执行查对制度,准确识别患者身份,患者身份识别应至少同时使用两种患者身份识别方式。对就诊患者执行唯一标识管理(如医保卡编号、身份证号码或病历号)。在将患者有关的诊疗活动转交第三方进行委托服务时,双方使用两种以上方式确认患者的身份,严格落实交接流程,做好交接记录。

二、患者权利及义务

独立透析中心在接收新患者时,应该向患者及其家属交代其权利及义务。患者拥有受尊重权、隐私权、知情同意权、治疗选择权及拒绝治疗权、基本医疗保健的权利等。与此同时,所有透析患者也都应该履行相应的责任与义务,这些责任和义务如下。

1. 遵守透析中心的各项规定和程序。

2. 有如实陈述病情的义务 提供目前的健康信息,包括疾病史、传染病史、住院史、药物使用史等。

3. 尊重医务人员的劳动及人格尊严的义务 医患之间、患者之间都应互相尊重。不应轻视医务人员及其他患者,要尊重他们的人格,更不能打骂、侮辱医务人员。

4. 尽力于透析预约时间准时抵达,如果会迟到或者无法前来,请提早通知透析中心。

5. 依据医嘱完成透析治疗,并报告任何预期之外的变化。

6. 有配合医疗机构和医务人员进行一切检查治疗的义务(遵守医嘱的义务)。

7. 有按时、按数支付医疗费用及其他服务费用的义务。

8. 有配合透析中心进行疾病相关随访工作的义务。

9. 为了控制并发症,提高生活质量,应遵循健康的生活方式以及饮食和液体的限制。

三、与患者的交流与沟通

医护人员与患者交流的内容包括环境介绍、透析相关事宜的沟通和交流等,交流时应该做到言谈亲切和蔼,音量适中,举止端庄大方,让患者产生安全感和信任感,从而减少对透析的消极和恐惧心理,能够积极配合治疗。医护人员在与患者交流时,应该耐心地倾听患者对病情的诉说,了解患者对透析治疗的态度,对疾病的关心程度等,以便充分了解患者的心理需求和对透析治疗与护理知识的掌握程度。

四、患者转院管理

各独立透析中心应该制定血液透析患者转送医院的业务规范以及流程。当护士发现患者透析中有异常状况时,应立即通知中心的医师,医护人员根据患者的病情首先给予适当的紧急处理。如果医师确认患者状况危急需要结束血液透析治疗并转送上级医院进一步治疗时,则应根据病情联络救护车和相应医院的急诊中心,并做好转送前准备工作。患者转运应在医护人员陪同下转送至医院急诊中心。同时做好病情及治疗的交接,跟踪随访患者转送后的后续处理。

五、外出回归患者的接收及再评估

外出回归独立透析中心的患者应该按新入患者管理:签署知情同意书及患者告知书、进行传染病筛查(如有在外院透析治疗者);对透析患者重新进行评估,包括病史、体格和实验室检查。在疫情防控期间,对从疫情中高危地区回归的患者,还需按要求进行相应疾病的筛查(如核酸检测、血常规、胸部 CT 检查等),必要时进行隔离透析。记录患者转院或外出透析情况,取得确切资料备案并存档。

六、特殊患者的约束和隔离

患者约束的目的是防止透析患者因为虚弱、意识不清或精神状态异常发生坠床、抓伤、血肿、脱针、拔针、拔管等不良事件,保证透析治疗顺利进行。每个独立透析中心都应该建立特殊患者的约束制度。约束前应取得患者本人或家属的同意及配合,并根据病情选择合适的约束工具,保护患者尊严。患者约束过程中应加强巡视,定时检查约束带及患者约束肢体皮肤完整性、颜色、温度有无异常,并准确记录约束工具使用时间及肢体情况。

独立透析中心为了防止院感不良事件的发生,应严格执行透析患者隔离制度,严格收治患者血源性传播疾病相关检查,按照检查结果进行分区分机透析;同时对接触隔离、呼吸道传播隔离等患者进行单间隔离透析,严格执行解除隔离指证,以防院内交叉感染的发生。

第三节 患者投诉受理

独立透析中心应该本着"以患者为中心"的理念,制定完善的《医疗投诉、纠纷预防和处理制度》,遵循合法、公正、及时、便民的原则接待和处理投诉。

一、投诉管理组织与人员

独立透析中心应成立投诉管理领导小组,中心主任和护士长应该为领导小组成员之一。负责对投诉的统一受理;调查、核实投诉事项,提出处理意见,及时答复投诉人;定期汇总、分析投诉信息,提出加强与改进工作的意见或建议。

二、投诉实行首诉负责制

接到投诉的工作人员应当予以热情接待,对于能够当场协调处理的,应当尽量当场协调解决;对于无法当场协调处理的,应当主动引导投诉人按照中心流程处理。

三、投诉处理流程

(一) 涉及医学相关投诉

中心人员接到投诉后,必须立即做好沟通解释工作;自己无法解决的须立即向护士长汇报。护士长接到投诉后,属中心投诉,要随时进行处理;无法解决或属非中心投诉,应立即交中心主任处理。

(二) 涉及非医学相关投诉

中心人员接到投诉后,必须立即做好沟通解释工作;自己无法解决的须立即向护士长汇报。护士长接到投诉后,属中心投诉,要随时进行处理;无法解决或属非中心投诉,应立即交中心主任处理。

中心护士长为投诉首要处理部门。对接到或转交的投诉能够自行牵头解决的,要立即做好沟通处置工作;对无法解决的,立即转交中心主任处理。护士长对自行牵头解决的投诉,须填写投诉处理单,并对投诉进行分类,处理完毕后资料归档。

投诉处理结果应及时反馈给投诉人,同时征求投诉者对处理结果的反馈意见。各中心对重大投诉处理应及时向分管领导汇报。

四、投诉处理时限

1. 对于能够当场处理的,要及时查明情况,立即处理。

2. 一般性投诉应该在 5 个工作日(节假和休息日除外)内处理并向投诉人反馈相关处理情况或处理意见。

3. 对于情况较复杂,需要调查、核实的投诉事项,应该在 7 个工作日(节假和休息日除外)内向投诉人反馈相关处理情况或处理意见。

4. 需要组织、协调相关部门共同研究的投诉事项,要在 10 个工作日(节假和休息日除外)内向投诉人反馈处理情况或处理意见。

五、改进与问责

1. 根据投诉人所诉的情况,经查实后如有违反透析中心及上级部门有关规章制度的,按规定对相关中心或当事人予以相应处罚。

2. 应定期对投诉情况进行归纳分类和分析研究,发现透析中心管理、医疗质量的薄弱环节,提出改进意见或建议,督促相关中心及时整改。

3. 透析中心要定期召开投诉分析会议,分析产生投诉的原因,针对突出问题提出改进方案,并加强督促落实。

4. 各中心要定期统计投诉情况,统计结果与奖惩措施、年终绩效考核等挂钩。

六、投诉档案管理

各中心要建立健全投诉档案,立卷归档,档案内容应至少包括但不局限于以下内容:投诉人基本信息、投诉事项及相关证明材料、调查、处理及反馈情况、其他与投诉事项有关的材料。

第四节 患者满意度调查

透析患者满意度调查工作的开展对于独立透析中心是非常重要的,是牵涉中心全流程各环节工作情况的反馈之一,通过满意度调查,中心可获知患者对于中心的认可度、期望以及需求,同时,便于查找工作环节的不足,及时查缺补漏,从而实现中心各环节工作质量的提升,改善患者就医体验感,提高患者满意度。患者满意度调查相当于患者服务管理工作中的 PDCA 闭环的 C(检查)环节,而患者管理的 PDCA 需要持续的多次循环,才能达到不断提升患者就医体验感的效果。独立透析中心在对透析患者进行满意度调查时应该注意以下几点。

一、对患者应有基础的分类

通常希望透析患者一旦确定了透析中心,能够在中心接受长期持续稳定的透析。每一次中心的变动都可能对患者造成心理上的压力,某些时候还会对患者的治疗状态产生负面影响。因此,在对透析患者进行满意度调查时,应分为新透析患者和老透析患者。新透析患者是指在本中心透析 3 个月以内的患者,老透析患者是指在本中心已透析 3 个月以上,对中心环境、要求和医疗服务流程都较为熟悉的患者。

二、调查时间的选择

新患者到新中心治疗既充满了期待又有很多疑虑,工作人员应更多给予关注,在其接受治疗满 3 个月时,应进行满意度调查,通过与新患者全方面、全方位的沟通,达到稳定患者情绪、了解患者治疗体验以及改进治疗服务质量的目的。对于老患者,满意度调查应该至少半年进行 1 次,以帮助找出中心持续需要改进的工作点与环节。

三、调查形式

调查形式可以是线上调查,也可以是线下调查,但在特殊时期(如疫情防控期间)应以线上调查为主,两种调查形式各有利弊。线上调查,由于采取的是背对背的调查,更有助于了解患者的真实想法,但可能会受到年龄、视力、文化程度、网络硬件等因素的影响,调查完成率可能会受到影响。而线下调查,对于那些视力障碍,上网不便,理解力较差的患者可能更适合,有利于和患者当面交流沟通,增强互动,及时了解不满情况,及时解决,但一些患者可能会对提出透析中心或工作人员工作中的不足之处有顾虑,也可以考虑由第三方工作人员与患者进行线下调查,更利于患者反映问题,提高线下调查效能。

实际工作中应该结合患者的情况和中心的客观情况,综合评估选择一个比较好的方式,也可以两种方式结合进行。

四、调查内容

首先,满意度调查应该是中心整个服务环节与患者的接触点调查。牵涉的调查点就是全流程的患者服务点,从患者进入中心那一刻会接触到从后勤到医疗、从护理到医技的所有点。其次,调查内容应该不仅是每个服务点的简单评价,而是细致到每个环节动作是否规范、到位,是否能够客观体现患者的体验感,是否能够获取到患者的真实需求,从而达到提升中心治疗和服务质量的目的。调查问卷一般不易过长,以免引起患者反感而影响真实情况的收集。满意度调查的问题数量最好不要超过 20 题。

五、满意度调查的评价与分析

独立透析中心应该建立患者满意度调查档案,对中心的满意度调查结果进行持续跟踪和比较。患者满意度调查不是简单的一项调查工作,调查完成后应该进行调查问卷的汇总、评价与分析。满意度调查每一项都应进行数据和内容汇总,敏锐发现异常数据,对于异常数据进行深度分析,中心应该对于出现的异常数据进行讨论,包括与提供异常数据的患者进行深度交流,找出异常数据的症结所在,从而充分并客观地分析患者的满意度调查,获得满意度调查背后患者的潜在需求,提出并落实整改方案,之后循环调查整改结果,以持续提高患者的就医体验度。

第十四章

透析中心病历管理

独立透析中心应建立透析病史,记录患者的原发病、并发症情况,并对每次透析中出现的不良反应,药物及其他器械的应用情况、患者的实验室和影像学检查结果进行记录。有利于医护人员全面了解患者病情,调整治疗方案,最终提高患者生活质量和长期生存率。

第一节　病历格式和内容

病历是医务人员对患者疾病的发生、发展、转归,进行检查、诊断、治疗等医疗活动过程的记录。也是对采集到的资料加以归纳、整理、综合分析,按规定的格式和要求书写的患者医疗档案。病历既是临床实践工作的总结,又是探索疾病规律的宝贵财富及处理医疗纠纷的法律依据。

每例患者应在透析中心保存一份病历,维持性血液透析患者的病历内容应该至少包括以下内容。

一、首次透析病历

患者的基本信息(姓名、性别、出生年月日、民族、婚姻状况、身份证号),现病史、并发症、传染病史、过敏史,手术史,专科体格检查和其他阳性体征,诊断或初步诊断和治疗计划。应当着重记录导致患者尿毒症的原发病、首次透析日期,血管通路情况。

二、透析医嘱

详细记录患者的透析治疗方案和药物应用情况,并进行定期审核与更新,以便全面了解患者当前和过去的治疗情况。

三、透析治疗记录

透析治疗记录应该包括但不局限于每一次透析治疗前、治疗时和治疗后对患者病情和接受治疗风险的评估、透析处方和治疗过程中的药物应用情况、治疗过程中对透析相关主要参数的监测、患者的反应和并发症的处理、血管通路情况以及治疗效果等。

四、病程随访记录或阶段小结

对患者在透析过程中因并发症需要住院的情况进行记录;每1~3个月应该有一次阶段小结,对患者的治疗方案和治疗效果进行回顾和总结,必要时进行适当的调整,制定下一阶段的治疗计划。

五、检验和检查结果记录

对长期透析患者应定期进行并记录相关的实验室检查结果,以了解患者短期和长期的治疗效果、并发症情况。

六、各种操作和治疗的知情同意书

在治疗过程中,有需要进行特殊操作和治疗的,应签署知情同意书,并保存在病历中,对重复和规律进行的常规透析治疗,在透析模式发生改变的情况下应重新签署知情同意书。

七、传染病检查和随访

应严格按照国家要求至少每半年对血源性传染病指标,包括乙型肝炎、丙型肝炎、梅毒和艾滋病进行1次检查,检查结果应该与之前结果进行对比,以发现有无病毒学指标转阳和转阴情况,并分析原因,以便及时采取行动。

八、透析通路随访

透析通路是透析患者的生命线,应该认真记录透析患者的透析通路情况,包括建立时间、类型、部位和有无发生通路及其出口相关感染、功能不良等事件及其处理情况。

九、住院事件随访

记录患者每一次住院治疗的原因、治疗过程、诊断和预后以及出院后的注意事项等情况,以便在日常随访过程中对患者进行监测。

十、患者转归记录

对于退出的透析患者,应该填写转归记录,包括退出时间和原因。

第二节　病历管理

一、病历记录的控制、审核和管理

独立透析中心应为透析患者建立透析病历记录,内容应该包括但不局限于患者的个人信息、收治时患者的病史、体格检查、检验检查、并发症、透析通路情况以及病程记录、透析治疗情况记录和阶段小结、住院情况小结等。

病历中的患者个人信息至少每年更新1次。每个透析中心应该为患者建立身份识别唯一码,唯一码可以是患者的身份证号码、医保卡号码或病历号等,病历每一页记录上均有患者的姓名和身份识别号。

病历记录应该严格按照国家卫生健康委员会对《病历书写基本规范》的要求进行撰写,要求简明扼要,重点突出,文字简练,字迹清晰,不得随意涂改和销毁。医嘱、病史和病程记录均有医护人员的签名,包括姓名、日期、时间。文件记录均应该按照最新的在最上面的时间顺序排列。独立透析中心内部应该定期对患者的病历记录进行审核。

病历记录是具有法律效力的法律文书,应当进行严格管理。患者的病历记录应该存放在上锁的文件柜中。存档的病历应该在特定的地点妥善存放,存档的病历应该放在上锁的文件柜中,与现用的病历分开。存档的病历应该有合适的封面或文件夹,存放时要易于被重新取回。存档文件应该有登记记录,严格执行病历的借阅和复印制度。

二、病历类型

独立透析中心的病历类型可以是纸质病历,也可以是电子病历。以手工书写、以纸介质保存,成为纸质病历。《医疗机构病历管理规定(2013年版)》规定自2014年1月1日起电子病历与纸质病历具有同等效力。无论是纸质病历还是电子病历都是患者健康状况和疾病状况的记录,都应该由医生和护士记录,应该包括与疾病过程有关的临床发现、诊断、检验结果和治疗信息。

电子病历必须按照规定的时间定时打印,及时签名,并按照手写病历的管理要求归档保存。参与电子病历活动的当事人应当遵守有关法律、行政法规,遵守诚实信用原则。使用电子病历所设置的身份识别代码及密码,仅限拥有者本人使用,并注意有效保管,不得泄露或授权给他人使用。任何人不得盗用他人的身份识别代码及密码进入电子病历使用系统。

建立电子病历的医务人员应取得卫生行政部门书写病历的资格。医务人员应保证所撰写的电子病历的真实性。电子病历书必须满足《病历书写基本规范》的要求。电子住院病历采取统一的格式,任何科室和个人不得擅自更改。

医务人员应按照卫生行政部门赋予的权限修改电子病历。医务人员进入电子病历系统修改电子病历时必须进行身份鉴别,必须保留原病历版式和内容。在病历文本中显示标记元素和所修改的内容。修改时必须标记准确的时间。对电子病历当事人提供的客观病历资料进行修改时,必须经电子病历当事人认可,并经签字后生效。签字应采用法律认可的形式。

三、保存期限及保密性

独立透析中心应建立病历定期整理归档制度。落实病案质量管理、病案借阅、复印等规章制度。定期按病案借阅制度清理借条或借阅登记本一次,对到期或超期未还者进行催讨。透析中心的病历保存时间应按原国家卫生和计划生育委员会和国家中医药管理局制定的《医疗机构病历管理规定(2013 年版)》规定的门诊病历管理办法执行,原则上保存时间不少于15 年。

电子病历和纸质文书都应该得到妥善的归档和保管,并符合《医疗机构病历管理规定》的要求。应妥善保护患者的电子病历纸质文书及电子病历数据。切实做好病案储藏室的安全和对病案内容的适当保密工作。除涉及对患者实施医疗活动的医务人员及医疗服务质量监控人员外,其他任何机构和个人不得擅自查阅该患者的病历,借阅病案要办理借阅手续,按期归还,妥善保管借用病历,不得涂改、转借、拆散和丢失。公、检、法、医保、卫生行政单位须持介绍信,经医疗管理部门核准方可复印,对其他中心外单位,一般不予外借。

认真做好病案保管工作,保持病历的清洁、整齐、干燥、通风,严格遵守防火、防潮、防鼠、防霉、防蛀、防盗、防尘、防光、防辐射措施。

第三篇
后 勤 保 障

第十五章

透析相关设备管理

第一节 水处理设备管理

以市政饮用水为原水,以反渗透膜为基础,配备相应的动力源,在适宜的反渗透压力下经多层次过滤、去除离子和细菌,使其产品水质达到《血液透析及相关治疗用水》(YY 0572—2015)要求的设备称为水处理设备。水处理设备的基本组成部分包括源水收集装置、多介质过滤器、粗过滤器、活性炭过滤器、软水器、保安过滤器、反渗透装置和输送管道。

一、透析用水处理设备的维护原则

1. 透析用水处理设备的滤芯、活性炭、树脂、反渗膜等需根据水质检测结果或按照制造商的规定进行调试、维护、保养与更换,并记录和保存文档。

2. 透析用水处理设备每半年进行技术参数校对。每年应进行一次全面的维护、保养和检测,包括报警功能模拟测试、电气检测等,确保设备的正常运行。并进行相应的维持记录。

3. 每天监测处理水设备的水质及实际产水量并进行记录,在制造商标称的最低温度条件下应该不少于实际透析所需的水使用量。

二、水处理设备的运行监测

独立透析中心应该每天对水处理设备的运行情况进行监测和记录。预处理系统和反渗透主机部分检测的内容如下。

(一)预处理系统部分

预处理系统运行的监测应包括硬度、总氯、自来水压力、滤芯式过滤器的压力差;砂滤罐压力差、树脂罐压力差、活性炭罐压力差、砂滤罐反向冲洗循环及时间设定、活性炭罐反向冲洗、脂软化器再生循环的时间或流量设定、加盐量以及滤器更换情况。每天应由经过培训的人员对总氯及硬度进

行检测,结果由双人进行核对,并由主管负责人进行结果核查,超标时启动应急预案。

(二) 反渗透主机部分

反渗透主机运行的监测应包括高压泵进水压力、高压泵出水压力、膜排水压力、膜产水压力、进水电导率、产水电导率、产水量、排水量、进水温度、供水压力(双级)。定期进行透析用水的细菌、内毒素和化学污染物的监测。

三、透析用水处理设备的消毒和除垢

1. 根据透析用水处理设备使用说明书要求确定消毒周期。

2. 检测透析用水细菌数>50CFU/ml 或内毒素>0.125EU/ml 时,应进行主动性干预处理。处理方法根据设备的不同分为热消毒和化学消毒,按照产品说明书选择。

3. 水处理设备的除钙 工程师应根据产水量、水质等参数判断是否需要除钙,除钙通常使用 3%柠檬酸。

四、透析用水处理房间的要求

水处理房间面积应为设备面积的 1.5 倍。应留有足够的空间(不小于膜元件长度的 1.2 倍),以满足换膜、检修及水质的取样。内环境温度应保持在 5~35℃,环境温度低于 4℃时,必须采取防冻措施;相对湿度应保持在30%~80%;房间应采用隔音良好的墙壁和窗门,以避免或减少透析用水设备产生的噪声传到透析大厅或/和医疗检查室。房间内应避免阳光直射;保持一定的通风措施;墙面地面做防水处理,其中墙面防水做 1 800mm 以上。房间的载荷需满足设备要求。必要时可进行加固处理。

五、建立水处理设备档案

独立透析中心应做好水处理设备的文档管理,将水处理设备的注册证、生产许可证及合格证、日常运行、维护保养及维修记录、水质检测报告、工作人员的培训记录等文件建立系统的设备档案,并保管好以备查阅。

六、水处理设备的应急预案

血液透析中心应该建立总氯检测结果超标的应急预案、硬度检测结果超标的应急预案、微生物检测结果超标的应急预案、化学污染物检测结果超标的应急预案、水处理设备故障或停水、停电的应急预案。

第二节 透析用水标准及质量监测

血液透析用水应根据《血液透析及相关治疗用水》（YY 0572—2015）的要求进行定期的检测，达到标准后方可进行透析治疗。

一、透析用水中化学污染物

透析中心开始运营前及之后至少每年一次应该进行透析用水化学污染物的检测。透析用水中化学污染物的采样和水质要求如下。

（一）透析用水中化学污染物的采样

1. 取样之前，水处理系统持续运行至少30分钟。

2. 使用专用容器盛放需要分析金属含量的样本。

3. 取样位置为水处理系统分配环路回水末端取样的阀门。

4. 取样前阀门应该至少用1L反渗水冲洗或取样口至少开启60秒后预冲。

5. 用待测水冲洗容器至少3遍，样本量应按照检测部门要求保证足够的水量（建议分别用两个容器各取500ml样本）。

6. 取样后立即在采样瓶上贴上标签，标签信息包括透析中心的名称和地点、取样日期和时间、液体类型、送检目的、取样点、责任人姓名。

7. 取样环境应避免粉尘或灰尘；取样操作者应戴手套，且在取样前应先用水冲洗手套。

8. 取样后，化学污染物分析应在24小时内进行。

（二）透析用水中化学污染物的要求

透析用水中化学污染物的要求如表15-1。

表 15-1　透析用水中化学污染物的要求

化学污染物	最大允许量（mg/L）
铝	0.01
总氯	0.1
铜	0.1
氟化物	0.2
铅	0.005
盐酸盐（氮）	2

化学污染物	最大允许量（mg/L）
硫酸盐	100
锌	0.1
钙	2
镁	4
钾	8
钠	70
锑	0.006
砷	0.005
钡	0.1
铍	0.000 4
镉	0.001
铬	0.014
汞	0.000 2
硒	0.09
银	0.005
铊	0.002

二、透析用水中的微生物检测

（一）检测时机和频率

透析中心开始运营前及之后至少每月进行1次透析用水的细菌检测，至少应每3个月进行1次透析用水的内毒素检测，有条件的中心建议每月进行1次内毒素检测。

（二）检测标准

透析用水中的细菌总数应不超过100cfu/ml，干预水平是最大允许水平的50%；内毒素含量应不超过0.25EU/ml，干预水平是最大允许水平的50%。

（三）检测流程

透析用水微生物检测采样时应注意以下内容。

1. 样本口位置应在水分配回路第一个和最后一个出口采集。

2. 样本出口应保持开启，放水至少60秒后，收集在经过消毒无内毒素的容器中，采集至少50ml水样本，或采集实验室要求的水样本测试量。

3. 采样前,水样品出口应使用浸满 75% 酒精的棉布擦拭出口外表面进行消毒,在酒精完全挥发前,为保证样本中无残留消毒剂,不应采集样本,不能使用漂白剂和其他消毒剂进行出水口消毒。

4. 取样前阀门应该至少用 1L 反渗水冲洗。

5. 取样前打开无菌瓶盖,接满样品后迅速盖紧瓶盖,为避免污染样品不要接触瓶盖内侧和瓶口内侧。

6. 采样后采样瓶应立即贴标签并冷藏。

7. 采样标本应于 24 小时内送至微生物实验室。

三、透析用水总氯和硬度的检测

透析中心运营前及之后均应该对透析用水中的总氯及水硬度进行检测。检测采样要求、检测频率和时间点及结果要求如下。

（一）总氯检测

总氯检测应在每班透析治疗前进行,首选检测点应该在第一活性炭罐后,如第一活性炭罐后总氯超标,则应立即对第二活性炭罐后的总氯进行检测。透析用水的总氯值应该<0.1mg/L。

总氯检测时应注意以下内容。

1. 确认水处理系统正常运行至少超过 15 分钟后才能开始测试总氯。

2. 取样前阀门应该至少开启 60 秒后预冲。

3. 准备试剂盒,检查日期、效期。

4. 洗手、戴手套。

5. 依据试剂规定流程进行检测。

6. 样品温度最好在 15~40℃ 范围内。

（二）软水硬度检测

软水硬度检测点应在树脂罐后;在每日透析治疗开始前或每日透析治疗结束后检测;透析用水的硬度应该<1d°（17.1mg/L）。

硬度检测时应注意:取样前阀门应该至少开启 60 秒后预冲;依据试剂规定的流程检测;样品温度最好在 15~40℃ 范围内。

第三节　透析机管理

一、透析机的维护

1. 每次透析结束后临床护士应对血液透析机表面擦拭消毒并按照生产

厂家的要求进行化学消毒或热消毒。

2. 应做好日常和年度每台透析设备的巡检和维护检查。

3. 透析设备至少每半年应进行 1 次电路、水路、血路各项参数的校准和维护,确保设备正常运行,并进行相应的维护检查记录。

4. 发现问题及时处理,不得废除报警装置或随意改变报警参数。

5. 发生报警时应查找原因并正确处理后,再复位或继续透析治疗。原因不明或报警原因未解决时,不得进入透析治疗状态。

6. 当透析治疗过程中判定是透析机故障时,应终止治疗或更换机器。

7. 按照厂家要求定期更换细菌过滤器。

二、透析设备的消毒

1. 每班治疗结束后,操作人员应对机器外部表面进行消毒,并对透析机进行热消毒,当天结束后透析机建议使用热化学消毒加热冲洗;所使用消毒剂及浓度需按厂家机器说明书进行。

2. 定期使用次氯酸钠对透析设备进行除脂,除脂程序结束后必须进行热消毒。

3. 不使用的透析设备应定期进行消毒,建议每 72 小时进行 1 次热消毒加热冲洗。

三、透析机常见机械问题

常见透析机的机械问题包括温度报警、电导率报警、漏血报警、静脉压或动脉压报警、空气监测报警、液压和跨膜压报警、超滤误差等。

一旦出现机器报警,应该仔细排查报警原因,当确定为透析机的机械问题时,应该从透析机位上换下,并挂置"机器故障"标识,由专业工程师进行检修,在机械问题纠正之前,不得用于患者治疗。

第四节　透析液供给及质量监测

一、透析液供给模式

1. 透析液供给目前主要包括集中供液和非集中供液两种形式,而集中供液又主要分为集中供浓缩透析液系统(central concentrate delivery system,CCDS)和集中供透析液系统(central dialysate delivery system,CDDS)。非集中供液包括供浓缩透析原液和供浓缩透析液干粉,早期的浓缩液集中配制分桶分发模式由于费时费力,透析液质量控制困难,如今已经很少使用了。

2. 透析中心集中配制透析液,无论是配制浓缩透析液还是治疗透析液都应执行严格的配制要求如下。

(1)必须建立签字登记制度,登记配制时间、配制的透析液种类、批号、干粉量、电导率或密度、pH、配制人、核对人等信息。

(2)配制人员应严格遵守感染预防和控制制度,穿戴合适的个人防护用品(personal protective equipment,PPE),包括佩戴口罩、手套、帽子等。

(3)配液桶在每次配制前后都应该进行清洗和消毒。

(4)配制必须严格按照各设备生产厂家的说明书和配制流程进行。

(5)配制前应该检查透析粉的有效日期、合格证、透析粉包装袋是否完整、有无泄漏、目视有无杂质等,核对包装袋上的配制比例与透析机设定的处方比例是否一致。只有确认所有信息无异常后才能进行配制。

(6)每次配液完成后必须对配制的透析浓缩液或透析液进行电导率或密度检测,确保在合格范围内方能使用。不同配方的透析粉溶解后电导率或密度值稍有不同,应根据生产厂家的说明确定。电导率仪和/或密度检测仪每年至少应校准1次。

(7)配制碳酸氢盐液(B液)时应特别注意碳酸氢盐的溶解情况和配制后液体中的碳酸氢根浓度检测结果是否符合要求。

(8)每天完成治疗后,应该将系统内的所有碳酸氢盐液(B液)排空并冲洗。

(9)集中供液系统及透析液分配管路应按要求执行消毒和清洗流程,以确保配制的浓缩液能达到要求的透析液微生物检测质量标准。

3. 使用浓缩透析原液或干粉的中心,应严格按照透析耗材和药品管理制度(见第五章)进行产品的储存和使用。每次应用时应检查透析原液和/或透析干粉包装上的有效期、包装和标签是否完整、有无泄漏,应核对包装袋上的产品成分与透析处方是否一致。已经进入透析治疗区的透析液和干粉不得回到清洁区。一个患者未使用完的透析液和干粉不得用于另一个患者。

二、微生物检测及质量标准

(一) 检测时机及检测频率

透析中心开始运营前及之后应定期进行透析液细菌和内毒素的监测。至少每月1次应进行透析液细菌监测,每次至少应监测2台血液透析机,每台透析机每年至少监测1次透析液细菌;内毒素至少每3月监测1次,每次至少监测 2 台血液透析机,每台透析机每年至少检测 1 次内毒素。

(二) 检测标准

透析液的微生物要求可参照《血液透析和相关治疗方法用流体的制备和质量管理指南》(ISO 23500∶2014),细菌总数应不超过 100cfu/ml,干预水平是最大允许水平的 50%;内毒素应不超过 0.5EU/ml,干预水平是最大允许水平的 50%。超纯透析液细菌总数应不超过 0.1cfu/ml;内毒素<0.03EU/ml。CDDS 配制的透析液须达到超纯透析液标准。

(三) 检测方法

独立透析中心应选择符合要求的第三方检验机构来进行透析液微生物检测。第三方检验中心对微生物的检验应能符合以下要求。

1. 采用常规的微生物检测方法(薄膜过滤法、涂布平板法、倾注平板法)进行透析液细菌总数计数,首选薄膜过滤法。对于应用超纯透析液的中心,应使用薄膜过滤法。

2. 应选用胰化蛋白胨葡萄糖培养基、R2A 营养琼脂培养基,辅以 4%碳酸氢钠或其他能提供相同结果的培养基来进行透析液和碳酸氢盐浓缩液的细菌培养,不得使用血琼脂培养基和巧克力琼脂培养基进行培养。

3. 细菌培养时间应为 7 天,培养温度为 17~23℃。

4. 对碳酸氢盐浓缩液进行内毒素检测时应使用细菌内毒素检测用水稀释后才能进行,稀释比例至少应达到 1∶16。

5. 微生物检测样本在采集后应能及时取走并进行检测,第三方检验机构应提供并遵守严格的实验室转运要求。

(四) 样本采集流程

微生物采样时应注意以下内容。

1. 洗手,准备用物(包括清洁手套与口罩、注射器或采样器、无菌无热源的收集容器、样本收集瓶、酒精棉片、棉签)。

2. 收集瓶上做好标识。

3. 在机器自检通过后收集样品。

4. 洗手,穿戴 PPE。

5. 关闭透析液流量。

6. 打开透析液旁路门,断开透析液流入管快速接头。

7. 用酒精棉片消毒接头几次,每次消毒要更换酒精棉片,等待酒精挥发。

8. 关闭透析液旁路门,开启透析液流量。

9. 将透析液旁路接头朝上。

10. 待透析液正常流出后,让透析液流出 30~60 秒。

11. 用注射器插入快速接头底部抽取流出的中段透析液,避免接触采样口。

12. 所采样本立即置入符合要求的容器内。

13. 采集后立即关闭采样容器。

14. 整理用物,摘除 PPE,洗手,记录。

三、电解质检测及质量标准

(一) 检测时机及频率

透析中心开始运营前及之后应至少每月一次进行透析液电解质的检测,每台透析机每年至少检测 2 次。

(二) 检测标准

透析液的制备要求可参照《血液透析和相关治疗方法用流体的制备和质量管理指南》(ISO 23500:2014)。透析机产生的透析液电解质浓度与浓缩液处方要求浓度相比,钠离子浓度应该在规定浓度的±2.5%之内,其他电解质离子浓度应该在浓缩液标签上所示浓度的±5%或±0.1mEq/L 范围内;如果是含葡萄糖的透析液,其检测浓度应该在浓缩液标签所示浓度的±5%或±0.05mg/L 范围内。

(三) 检测流程

电解质的取样可以在进行微生物采样的同时进行,也可以单独进行。单独进行透析液电解质采样,可以采用以下流程。

1. 洗手,准备用物(包括清洁手套与口罩、注射器或采样器、样本收集容器、酒精棉片、棉签)。

2. 收集瓶上做好标识。

3. 在机器自检通过后收集样品。

4. 洗手,穿戴 PPE。

5. 用75%的酒精棉片消毒透析液流入端上的采样口,等待酒精挥发后,直接用注射器接在采样口上,抽取适量的透析液。

6. 将所采样本立即置入符合要求的容器内。

7. 采集后立即关闭采样容器。

8. 整理用物,摘除 PPE,洗手,记录。

第十六章

透析中心后勤保障

第一节　工作场所安全

2017 年 1 月正式实施的《健康建筑评价标准》(T/ASC 02—2016)中对工作场所健康的定义为在满足建筑功能的基础上,为建筑使用者提供更加健康的环境、设施和服务,促进建筑使用者身心健康、实现健康性能提升的建筑。独立透析中心的工作场所(物理环境)包括基础物理设施、公共设施及医疗设备、其他相关设备或系统。

一、基础物理设施

1. 基础物理设施包括基础装修(墙面、地面、顶面)、施工材料及工艺、人体工程学等相关方面。

2. 独立透析中心的装饰必须由具有设计资质的专业设计单位设计,有资质的施工单位实施。

3. 所选用的材料和工艺需符合国家要求。墙面施工质量除卫生间外表面质量应达到 Q2 的水平,光滑易于清洁,墙面发现霉菌时应立即做消毒和恢复处理。石膏板隔墙内的隔音棉应填满骨架空间,并固定于板面,以防脱落和声音穿透。顶面选用无粉尘和空气污染且易于维修的医用材料和工艺,有噪声产生的区域需选用吸声材料。

4. 设计方案时患者和医护人员工作区域尽量安排在有自然通风的空间。在中心出入口应有无障碍坡道方便轮椅患者和货物流通,坡度通常小于 6%,不能大于 10%。患者经过的区域安装助力扶手,墙面拐角处应安排防撞设施。中心建设装修施工完毕后需做环境影响评价,并经过卫生行政部门和消防部门的评审和验收,合格后方可投入使用。

二、公共设施

1. 独立透析中心应满足国家消防相关要求,消防设施的设计不影响正常工作空间,如有影响应有规避潜在隐患的方案。

2. 独立透析中心建议在做灯光布局时从视觉较高、中等、较低的角度出发进行分区域设计。灯光设计满足照明需求的同时避免对卧床患者产生眩光。透析大厅内照明选择吸顶或嵌入式的方式避免灰尘堆积。

3. 独立透析中心的家具及装饰设计应符合人体工程学,家具的材料应符合国家相关要求,整体空间应通过质检部门的空气检测,合格后方可投入使用。需考虑避免直角部分对医护和患者导致的潜在磕碰风险。不采用横向百叶窗减少灰尘堆积对环境的影响。采用 PVC 地板翻墙面和翻到固定家具高度建议大于等于 12mm,并在拐弯处采用弧形设计。活动家具下方距地面大于等于 30cm,靠墙面时应做翻墙处理,高度不宜低于 20cm。护士台宽度不宜小于 60cm,护士台近墙面的空间不宜低于 90cm。

4. 水池宜采用壁挂式安装,不易在下方设立储物柜。应做好日常清洁与维护工作。洗手水池的设置应与患者病床、药品准备等区域保持有效地预防溅水距离(≥2m)。不能满足距离要求时可以在水池与敏感区域之间增设防水隔板。

5. 空调出风口应采取措施不宜直吹医护和患者。

三、医疗设备

1. 独立透析中心通常应根据设备要求安装 30mA 漏电保护装置(特殊要求除外),避免操作人员和患者发生触电事故,做好电路接地且接地电阻符合设备要求,避免设备损坏和人员伤害。

2. 加强对于声音的保护,比如透析用水处理系统,建议规划改善声学的措施,避免给治疗室、接诊室、办公室和会议室等其他房间内工作人员和患者造成影响。

第二节　工作场所风险评估管理

独立透析的物理环境均应通过风险评估,做好预控措施减低感染和运营风险。风险评估应包含以下内容。

一、基础物理设施的评估

1. 建立施工改造风险评估　使用必要方法及材料,保护患者在施工过程中灰尘或废料中可能携带的微生物的感染。

2. 根据施工规模和入侵深度建立施工活动类型(表16-1),结合风险类别(表16-2),确认预防措施级别(表16-3),有针对性地制定预防方案(表16-4)。

3. 感染控制负责人应制定巡检计划表对中心定期检查。

表16-1 施工活动类型

分类	内容
甲类	检查,非灰尘入侵性施工活动。更换水龙头、软管等维修、保养项目
乙类	规模小,耗时短,灰尘产量少的活动,零星拆除
丙类	产生中度到高度水平灰尘的工作,需要拆除或移走任何一个固定的建筑设施或超过 $10m^2$ 墙面
丁类	大型拆除,建设和改造项目

表16-2 区域风险类别

最低风险	中等风险	高风险	最高风险
室外	候诊区	接诊室	治疗室
外包行政区		透析中心功能区	准备室

表16-3 建筑活动与风险组别矩阵

风险类别	施工活动类型			
	甲类	乙类	丙类	丁类
最低风险	1级	2级	2级	3级/4级
中等风险	1级	2级	3级	4级
高风险	2级	3级	3级/4级	4级
最高风险	3级	3级/4级	3级/4级	4级

表16-4 各级风险程度相对应的预防措施(包括但不限于)

分级	预防措施清单
1级	尽量减少施工操作中的灰尘产生量
2级(包括1级)	1. 提供有效方法,防止粉尘向空气扩散 2. 在切割时,细水雾工作,控制表面粉尘 3. 用胶带密封未使用的门

续表

分级	预防措施清单
3级(包括2级)	1. 封闭施工区域 2. 在关键部位完成所有障碍点的设置,或在施工开始前建立缓冲单元
4级(包括3级)	1. 关闭空调通风系统,封闭空调通风口 2. 最大限度封闭施工现场

二、医疗设备的评估

通常认为医疗设备的风险管理是由设备发生问题的频率(表16-5)和对患者或操作者严重度(表16-6)两个方面结合组成,两者决定了风险管理评价设定的危害等级。

表16-5　发生频率(F)评分

评分项目	评分	发生频率
其他中心发生过或本中心有可能发生	1	很不可能,但能假设
平均每年可能或者曾经发生或类似事件一次以上	2	可能性小,属于意外
平均每季可能或者曾经发生或类似事件一次以上	3	可能,但不经常
平均每月可能或者曾经发生或类似事件一次以上	4	相当可能
平均每周可能或者曾经发生或类似事件一次以上	5	完全可以预料

表16-6　对患者或操作者严重度(S)评分

严重度	影响范围	评分
A	维修材料1周内可获得 对患者安全无危害的 使用时有瑕疵,但是可以立即更正的	1
B	维修材料1~2周可获得 超过原厂保修期或者使用时间在2~5年 对患者安全有潜在危害隐患的 使用时有瑕疵,但是不会造成危险	5
C	维修材料需要等待2周以上或者需要从国外订货不易取得 使用时间在5~9年的设备 对患者安全有局部危害隐患的 使用时有对使用者、操作者造成伤害的隐患	10

续表

严重度	影响范围	评分
D	维修材料已告知即将停产的 使用时间在 9~13 年的设备 对患者安全有永久危害隐患的 使用时对使用者、操作者有生命安全危害的隐患	15
E	维修材料已经无法供应 使用时间 13 年以上状况不佳的设备 已经发生不良事件报告的 对患者生命安全有重大威胁或影响诊疗判断的 使用时对使用者、操作者有生命安全危害的隐患	30

1. 风险管理评分计算公式

$$风险管理 = 发生频率 \times 事件严重度$$

2. 根据风险管理评分判断风险级别,结合实际情况应该对不同等级的危害分别制定预控措施。

(1)高风险:评分≥110 分,建议淘汰或者编制预算汰旧,更新。

(2)中风险:评分在 90~109 分,维护周期为 1 年至少 2 次,平时加强巡检管理,如状况不佳应寻找替代资源,随时评估是否进入高风险评估。

(3)低风险:评分在 50~89 分,维护周期每年至少 1 次。

(4)轻微风险:评分≤50 分,每两年至少维护 1 次,参考使用频率进行维护。

三、公共设施和其他设备

1. 可参照医疗设备的评估体系进行。

2. 一旦完成了综合风险评估,应该对所有确定有风险可能性的区域制订行动计划,计划中制订的完成时间应该与评估的残存风险相适应。

3. 所有的风险评估文件应该保存至少 8 年或根据国家法规保存更长时间,并可以拿得到。

第三节　安保体系

独立透析中心应有一套安全体系提供安全保证。

一、安全生产教育

新入中心职工(包括临时工、培训和实习等人员)应该由中心进行安全教育,经考试合格后方能上岗。

安全生产教育内容包括中心概况、有关安全、劳动保护的政策和法规制度,本中心发生的有代表性的重大事故及经验教训。

凡从事电工(配电电工)焊工、电梯、车辆驾驶等特种岗位工人,应积极参加有关部门每年组织的专业安全技术培训,经考试合格持证方能从事相关作业。

二、中心建筑巡查

1. 基建项目施工前、中、后都应该进行风险评估,风险评估不合格者应立即停止施工,施工单位按照要求及时整改。

2. 中心应定期安排专人安全巡查,如发现建筑物、楼梯扶手、门窗、门锁、天花板、墙面、地面或其他公共设施有故障或存在伤人风险的,立即报告技师维修。发现未按标准作业程序及未佩戴安全防护用品的员工,应立即予以指导及纠正。对患者活动区域窗户安装限位措施并巡查功能完整。

第四节　危险品管理

中心应提供一套危险品管理体系。

一、定义和分类

危险化学品的定义:具有毒害、腐蚀、爆炸、燃烧、助燃等性质,对人体、设施、环境具有危害的剧毒化学品和其他化学品。根据中华人民共和国国家标准《危险货物分类与品名编号》(GB 6944—2012)规定的分类标准,分为以下九大类:易爆化学物品;压缩气体、液化气体、溶解气体;易燃液体;易燃固体;自燃物品;遇湿易燃物品;氧化剂和有机过氧化物;毒害物品;腐蚀物品。

(一)透析中心相关危险化学品管理要求

1. 独立透析中心应该有汇总整理的危险化学品的材料安全数据表(material safety data sheets, MSDS);根据中华人民共和国国家标准《危险货物分类与品名编号》(GB 6944—2012)规定的分类标准进行分类。

2. 发生危险化学品重大泄漏、造成大面积污染时,应立即联系专业技术部门对环境进行清洗清理,再由环境监测部门对环境进行监测,以确保环境与人员的安全。

3. 腐蚀化学品(酸、碱)应分别储存于耐腐蚀的不锈钢箱底层,但不得存放于水槽下,防止潮解。搬运体积超过 500ml 的浓酸试剂时,必须使用指定托盘。注意不要在同一区域内存放不能共存的化学物品。使用腐蚀性物品的工作人员,应穿戴个人防护用品。用腐蚀性物品的场所,应设有合适的急救沐浴设施和洗眼装置。

4. 易燃易爆液体应在铁皮柜中储存。当易燃液体体积大于 1 L 或高挥发性液体体积大于 500ml,如果其纯度不受影响,应放入安全罐中储存。分装时应有明确的易燃和可燃性标记,工作储备量控制在最低限度。

(二)化学废弃物的清除和处理

1. 危险化学品使用人员负责日常的清污工作。外送维修的设备需要确认无危险化学品污染时,方可外送维修。

2. 所有废弃的危险化学品未确定性质前按危险物品处理。

3. 容器 废弃的危险化学品放置在密闭容器中,最大存储量不得超过总容量的 2/3。

4. 标签 废弃的危险化学品的包装贴有标签,标签应包含以下内容:日期、使用单位、成分、容量。

(三)使用注意事项

1. 在不清楚试剂间的相溶性时,不要混合。在倾注时要缓慢以防飞溅。

2. 在使用新试剂前,先阅读 MSDS 或向相关负责人咨询。

3. 稀释时应将酸注入水中,而不是将水注入酸中。

4. 所有接触或处理危险化学品的员工须接受岗前培训,使用危险化学品部门负责人有责任对员工进行与工作相关的特殊培训。

5. 水银血压计、体温计、温度计等器具发生水银泄漏时,按中心制定的应急流程处理(包括但不限于),关闭室内所有加热装置,打开门窗通风,室内人员退出房间。戴上口罩、手套,不能用手直接接触。将硫黄粉覆盖在水银面上,装入封口瓶中,并用水封,待硫黄粉与水银充分反应后,生成不易溶于水的硫化汞后,方可丢弃。可用 10% 漂白粉冲洗污染地面。有人发生中毒症状立即送医。

6. 杀虫剂的管理

(1)本着"以防为主,综合整治"的原则进行,不可盲目施药。

(2)专人保管、单独加锁存放;避光、通风。

(3)使用杀虫剂时注意:选择晴天、无风的气象条件,不可逆风施药;详细参阅使用说明;施药时必须佩戴手套、口罩、眼罩,避免接触皮肤。

(4)对过期杀虫剂必须妥善处理,不可倾倒于土壤、水源、雨水井。

（5）如果杀虫剂溅入眼睛,应立即用清水冲洗眼睛,必要时到医院急诊室就诊。

第五节　后勤保障应急预案

独立透析中心对日常中心运营过程中可能的突发事件应合理地制定应急预案,并组织日常学习。

一、电梯应急预案

1. 被困人员使用紧急按钮和电话求救,不断敲门,不能盲目撬门。

2. 梯外人员意识到发生电梯紧急故障,应立即给予回应,提供心理支持,并了解电梯内人员情况、需要急救人员情况、被困时间、大约停靠楼层,了解情况后立即汇报中心负责人组织相关人员营救。

3. 电梯维修人员和电梯管理员应迅速按照标准流程解救被困乘客,中心需要根据实际情况来制定完善流程。

二、断电应急预案

1. 中心初期建立时优先选择双路供电的方案,两路电源定期进行切换操作维持一路供电一直处于热备用的状态。如果场地无法满足建立双路电源时,需要配备应急发电设施,尤其是带有电梯及应急设备设施的中心。

2. 建议和当地的电力供应机构进行沟通,达成计划停电前进行提前通知的协议,减少透析过程中停电的影响。

3. 保证透析机电池的有效性使血泵能够完成回血。

4. 应做好计划性停电、局部停电、非计划性停电的应急预案,需要考虑到冷藏标本和药物的冰箱。中心根据自身情况组织进行应急停电演练,每年1~2次。

三、断水应急预案

1. 在中心初期建设时优先选择双路供水,一用一备的形式,用阀门定期进行切换操作,保持两路供水互为备用,以避免任一管道中水成为死水。

2. 如果供水可能出现不稳定或停水情况,应设置储水设施。

3. 储水量应满足一班次所有用水点正常工作时的总用水量。

4. 做好计划性停水、突发性停水、中心内部原因停水时的应急预案,中心根据自身情况组织进行应急停水演练,每年1~2次。

四、防汛防台应急预案

1. 每当台风汛期来临,及时根据气象部门的预测,确定轻度、中度、重度的级别情况。

2. 中心重点防范部位包括各类库房、各类设施、高压配电房、药房、透析大厅、水处理间等。

3. 中心所有员工均有权利和义务,在第一时间内向中心领导和相关部门报告。

4. 为了增强中心员工防台防汛意识,每年在汛期来临之前,组织员工练习,以提高中心防台防汛的综合能力。训练科目包括装沙袋、开水泵、试发电机、物资调运、抢修、保护设施、人员救护、安全保卫等。

5. 中心负责人应做好每次员工演练的情况记录,对估计不足的问题及时更正,坚持好的方面,并加以推广。

五、化学危险品泄漏泼洒处理预案

1. 疏散在场人员。

2. 根据所泄漏泼洒的化学危险品的 MSDS 中的泄漏处理要求使用中和材料覆盖泄漏危险品或用吸附棉吸附。

3. 回收的废物收集桶用黄色垃圾袋包好交废物处理部门处置。

4. 减少或降低区域内对于设备影响。

5. 如果化学危险品溅溢至皮肤、眼睛或身体其他部位时,应跑到最近的紧急冲淋装置前冲淋至少 10 分钟,如有需要到专业医疗机构治疗。

六、消防应急预案

1. 定期组织消防综合演练,并根据中心实际运营情况制定消防应急预案。

2. 消防工作"以防为主,防消结合"的基本原则,应对突发的火灾事故。

3. 一旦发生火灾,立即报火警。中心员工应坚持"以人为本"的救火方针。

4. 救火时应首先抢按最近消防警报器,利用现有消防设备、器材进行扑救,做到迅速扑灭初起火灾。

5. 如火势超出控制范围,为患者尽快分离与设备的连接,并引导患者进行疏散,及时关闭不必要的电源,切断单位氧气总开关。

6. 先疏散上两层及下一层的人员及财物,如火势失控应立即疏散全部人员及高危易燃易爆物质。

七、药用冰箱故障、停电应急预案

（一）冰箱故障

1. 先粘贴"冰箱故障,勿打开"的警示语。

2. 通知护士长并做好记录。

3. 如维修故障超过半小时转移药品至正常冰箱内。

（二）冰箱停电

1. 中心停电　暂时不要打开冰箱,待备用供电恢复。无法恢复时应转移药品。

2. 部分区域停电　如半小时内无法恢复应转移药品。

八、医疗废弃物意外事故处置应急预案

中心任何工作人员发现医疗废物流失、泄漏、扩散时应启动中心制定的应急预案同时立即上报中心负责人,并立即对污染现场进行封锁。基于导致的意外情况向相关部门进行汇报。

九、地震应急预案

1. 根据《中华人民共和国防震减灾法》《地震应急预案管理暂行办法》《国家突发公共卫生医疗救援应急预案》,结合中心实际情况制定应急预案。

2. 疏散方案

（1）先采取就近避险。

（2）强震波一过即按疏散线路撤离,免碰撞、拥挤、踩伤。

（3）主任、护士长负责指挥医务人员组织患者及其家属疏散;楼梯转弯处应有医务人员照明和指挥。

（4）患者及家属疏散后,医护人员应就近楼梯下楼。

十、病案和信息安全管理制度和应急预案

1. 中心应按国家要求对患者的纸质病历和/或电子病历信息进行保管。

2. 发现病案丢失,及时上报中心负责人进行调查寻找。

3. 确认病案丢失后,需要经中心负责人同意,并根据留存的信息内容补齐纸质病案。

4. 因医疗纠纷需要复印病案时,应有安保人员陪同,阻止发生病案抢夺等事件,并保证工作人员安全。

5. 发生火灾时,病案室应采用气体灭火装置,灭火过程中严禁人员在场,需要时关闭电源总闸并拨打电话119。

十一、安全与保卫应急预案

明确界定和预测中心导致安全事故隐患的基本项目,制定相应的预防措施和事故发生后的应急预案。包括但不限于人员财产被盗事件、打架伤人事件、医患纠纷事件、可疑人员及物品事件、武器挟持人质事件、人员自杀事件、辱骂医务人员事件、推搡医务人员事件、殴打医务人员事件、封堵大门事件。

第六节　医疗设备和公共设施管理体系

独立透析中心应建立医疗设备和公共设施管理体系,以保障设备和设施的安全运行。

一、透析中心常用设备和设施

1. 主要医疗设备　透析用水处理系统、透析机、急救设备。
2. 公共设施　电梯、中心供氧、配电、消防设施、给排水、污水处理、IT 机房、空调等。
3. 其他设备　集中供浓缩液系统、电子秤、计量类的设备。

二、医疗设备和公共设施管理相关制度

独立透析中心应针对拥有的医疗设备和公共设施建立相关管理制度。
1. 计量管理工作制度　保证计量类设备定期校准的时间及测量的准确度。
2. 医疗器械相关的制度　报废和更新、风险评估、日常监测巡检保养维修制度、培训考核、召回、验收、不良反应事件监测报告、急救设备的管理等相关制度。
3. 公共设施管理制度　上述各类型的管理制度以外还需要包括巡查及管理计划,外包业务的管理制度、零星工程、禁火防火等。

第十七章

透析信息化管理

为促进和规范独立透析中心信息化建设,明确独立透析中心信息化建设的基本内容和建设要求,结合国家卫生健康委员会规划发展与信息化司组织制定的《全国医院信息化建设标准与规范(试行)》与原国家卫生和计划生育委员会制定的《血液透析中心基本标准和管理规范(试行)》,特制定了独立透析中心信息化系统建设要求。

第一节　信息化管理体系

本节针对目前我国医院信息化建设现状,着眼未来5~10年全国独立透析中心信息化应用发展要求,针对独立透析中心的临床业务、运营管理等工作,从弱电智能化系统、网络基础架构、业务应用系统和网络安全管理等方面规范了独立透析中心信息化建设的主要内容和要求(图17-1)。

第二节　临床常用信息系统

一、临床常用信息系统

独立透析中心的临床常用信息系统一般由一卡通系统、就诊叫号系统、医生工作站、护士工作站、血液透析系统、电子病历等6个子系统组成。

(一) 一卡通或身份证识别管理系统

一卡通系统主要实现对患者的基本信息管理,可通过居民身份证、港澳台居民居住证、外国人永久居留身份证(或护照)等证件实现实名认证,从而实现对患者的就诊卡的管理。

(二) 就诊叫号系统

就诊叫号系统主要实现对患者排队叫号的管理,包括过号自动重新发

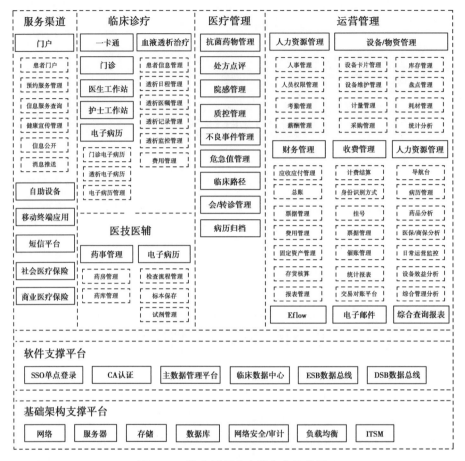

图 17-1 独立透析中心信息化架构图

号等功能;排队信息可通过电子显示屏和微信发布。

(三) 医生工作站

医生工作站主要功能就是帮助门诊医生规范、高效地完成日常处方、病历的书写和历史病历、报告查询等。

系统包含如下功能。

1. 医嘱录入、核对、作废、执行、审核,医嘱模板管理功能。

2. 可开具药品、检验检查、治疗等三种医嘱类型。

3. 退药(检验检查、治疗),退费申请的流程管理。

4. 可对患者过往就诊记录、过往就诊医嘱进行查询。

5. 不同级别医生开立相应级别药物、检验检查、治疗方案等医嘱信息。

6. 支持诊间结算(含医保、商保、自费等费用类型)。

7. 可管理检验和检查报告。

8. 具备检验检查电子申请单功能。

（四）护士工作站

护士工作站协助中心护士完成日常的护理工作,可方便地核对并处理医生下达的长期和临时医嘱,并对医嘱的执行情况进行管理;同时可以进行电子化护理记录,能够智能提醒和管理。

（五）血液透析信息系统

血液透析系统应实现透析治疗过程的流程式管理以及对患者病情的实时监控,为医护人员及时诊断病情、优化医疗方案提供强有力的支持和帮助,提高工作效率并降低成本。系统需从患者情况、透析记录、患者治疗排班、统计分析等各个不同环节对血液透析治疗进行管理和监控,便于用户及时掌握准确的信息,同时省去大量繁琐的书面记录工作,并解决各类资料的储存问题。

系统包含功能如下。

1. 患者信息管理。

2. 透析日程管理。

3. 透析患者排班管理。

4. 护理排班管理。

5. 透析医嘱管理。

6. 透析记录和阶段小结管理。

7. 透析监控管理。

8. 费用管理。

（六）电子病历系统

电子病历系统(electronic medical record, EMR)主要功能是全面实现电子病历的生成、展示以及数据应用,管理患者从入院到每次透析治疗完成整个医疗过程的临床信息资源。

系统应包含功能如下。

1. 门诊电子病历。

2. 透析电子病历。

3. 电子病历查询、归档。

二、医技医辅系统

独立透析中心的医技医辅系统一般由药事管理系统、检验检查信息管理系统和影像归档及通信系统(一般独立透析中心不设置放射科,此系统本书不作介绍)组成。

(一) 药事管理系统

药事管理系统主要对独立透析中心的药房、药库实现电子化管理,能够实现库存管理、出入库管理、处方打印、发药管理和药学服务管理等。

(二) 实验室信息系统

实验室信息系统(laboratory information system, LIS)应事先帮助检验师对检验申请单及标本进行预处理,支持检验数据的自动采集或直接录入,检验报告的生成、审核、查询和打印等。系统功能主要包含检验流程管理、标本管理和试剂管理等。

三、医疗管理系统

独立透析中心的医疗管理系统主要是实现对中心的处方、病历、质量控制、感染控制等方面的管理。

(一) 处方点评系统

处方点评系统用于辅助中心进行门诊处方点评,提供药师点评和医生反馈的消息互动功能,提高处方质量,促进合理用药,保障医疗安全。处方点评应与医院信息系统(hospital information system, HIS)集成对接,实时提取HIS系统数据。

(二) 院感管理系统

院感管理系统需要实现包括患者感染管理、消毒隔离管理、环境监测管理等功能,从而达到帮助中心院感管理团队控制感染源头、切断传播途径、保护易感人群的目的,有效预防和控制透析中心感染的发生,确保医疗安全。

(三) 质量控制管理系统

质量控制管理系统提供基于电子病历关键节点的病历质量控制知识库,通过病历质量控制规范知识库、病历三级质量控制、病历质量监控、病历质量控制分析、病历质量控制追溯等手段,提高中心质量控制管理水平。

(四) 不良事件管理系统

不良事件管理系统按照中心制定的不良事件报告制度,实现更高效的上报途径,对上报数据做出详尽的统计分析,帮助管理者及时了解并掌控不良事件,找出并分析导致事件发生的原因,以及时采取干预措施,有效减少事件再次发生,尽量避免不良后果。系统应与 HIS、EMR 等主要系统相连。

(五) 病历归档系统

根据原国家卫生和计划生育委员会、国家中医药管理局制定的《医疗机构病历管理规定(2013年版)》的要求:"门(急)诊病历由医疗机构保管的,保存时间自患者最后一次就诊之日起不少于15年"。独立透析中心应做好病历的存储归档,病历归档系统主要实现电子病案的管理、病历归档、病历调阅及打印管理。

四、运营管理系统

独立透析中心除了需要临床管理系统、医技医辅系统和医疗管理系统外,还需要运营管理系统实现对中心的"人、财、物"的管理,保证中心顺利、规范的运营。

(一)人力资源管理系统

人力资源管理系统作为人力资源管理的工具,与透析中心的人力资源战略和人力资源管理流程紧密结合,使管理层能够在中心整体的思维视角对组织管理与人力资源进行规划,达成人力资源管理的远景目标。

人力资源管理系统应与财务管理系统、辅助决策分析系统集成对接,传递透析中心内部员工数据。

(二)收费管理系统

收费管理系统需要实现门诊、透析患者费用管理,包括门诊和透析患者结算、费用录入、打印收费明细和发票、预交金管理、欠款管理等功能。收费管理系统应及时准确地为患者和临床医护人员提供费用信息。

(三)财务管理系统

独立透析中心财务管理系统作为一个子系统与HIS(主要是其中的医护工作站、药房管理系统、门诊收费模块),采购管理系统,设备管理系统,辅助决策分析系统等有数据对接关系,实现透析中心管理系统的数据共享、良性循环和高效运作。主要功能模块包括应收应付、总账、票据管理、费用管理、固定资产和存货核算等。

(四)设备/物资管理系统

设备/物资管理系统可以对独立透析中心的设备、物资进行规范化、科学化管理,减少丢失和浪费,提高设备、物资的利用率和完好率,直接降低独立透析中心运行成本,使其发挥更大的效益。系统应围绕设备的"进、出、用"各个环节进行管理,全面反映设备/物资的增加、减少及相关变动情况,提供针对设备单品和资产的跟踪管理,帮助独立透析中心更有效、更全面地管理设备及物资。系统功能模块主要包括设备卡片管理、库存管理、盘点管理、设备维护管理、计量管理、盘点管理和耗材管理等。

(五)综合查询报表系统

综合查询报表系统可针对独立透析中心管理者所关注的经营管理所需

报表、医疗相关的统计表、医技情况报表、财务管理分析表、收支分析表等进行统计分析。

(六) 社会医疗保险平台

社会医疗保险平台系统是医保中心管理业务在独立透析中心的体现，能将参保人员在独立透析中心发生的具体费用进行情况统计、采集并提交到医保中心，是协助医保中心管理分析参保人员就医情况、资金流动情况的必要手段。

第三节　连锁化管理

独立透析中心将来会逐步向连锁化、集团化方向发展，本章节所阐述的业务应用系统也适宜在云端集中化部署，其优点主要如下。

1. 利于统一管理。

2. 减少重复投入。

3. 利于下属中心的快速扩张。

4. 减少培训成本。

5. 利于数据统计分析。

6. 可降低对下属中心信息技术人员的技能要求。

7. 统一维护，系统更安全稳定。

在总部主要做好"人、财、物"的管理，可以通过系统化的工具来实现管理，商务智能系统(business intelligence, BI)是很好的工具之一。BI用于整合透析中心的各个信息系统及数据库中的业务和数据管理，具备强大的数据分析和报表发送功能，整合不同来源的诊断信息，编码数据，规范流程，提供报表、图表和分析应用程序等形式的病案数据分析服务，支持经营决策。

BI从HIS系统、实验室信息管理系统、物资管理系统、人力资源系统、财务管理等系统中抽取数据，这些数据来源可以是目前常见的数据库，也可以是文本文件，对数据整合、清洗后，将根据业务的需求建立分析模型和应用。不同的用户可以拥有自己的模型和分析应用，定制不同的报表。不仅可以从总部的角度全局分析运营数据，也可以对比单个中心运营数据，还可以用同比、环比的方式来展示，通过丰富的图表形式展示给管理者，便于经营管理决策。

对独立透析中心进行连锁化管理，除在总部层面有BI系统外，也可以把临床诊疗数据利用大数据分析工具做统计分析并建立预测模型，通过这些模型去识别高风险患者并预测患者趋势，从而达到改善患者的透析医疗质量,提高患者的生存率并减少住院率。

第四节 数据保存及信息安全

医疗行业不同于其他行业,医疗数据通常包含了患者的身份信息、治疗方案、治疗费用等敏感信息,一旦数据泄露风险巨大。独立透析中心作为一个新型的医疗机构,信息安全的管理也非常重要,可以从以下几方面考虑信息安全。

一、数据保存

数据是指任何经记录的信息或知识,包括文件与记录,无论实体资料还是电子数据,包括但不限于档案、合同、信件、磁带、电子邮件、数据文件及数据库。

独立透析中心管理层应注意识别当地所建立或维护的各类业务记录,包括纸质版和电子版记录,对其业务流程进行审核和研究,以决定与数据保存相关的所有法律、法规及业务要求。

数据保存应符合当地法律与法规,针对数据安全储存及数据迁移的规定,中心的管理阶层应实施适当程序,遵守当地相关数据保存规定。应该保留的数据包括会计与税务资料,中心数据,法律、保险与安全数据,银行数据(例如银行对账单、电子资金转账单等),薪资与雇佣税务数据,员工/人事数据,医疗与患者数据,环保数据、监控记录及患者数据等。可识别的个人信息(如姓名与地址、患者信息及银行数据等),须依据适用的数据保护的法律规定,给予较一般业务数据更多的额外保护。

应实施适当的数据备份与恢复措施,并进行定期检测。透析中心的管理层应建立灾难恢复流程,确保所采用的最低技术标准能够与本中心的业务规模及性质相匹配。

无论数据的保存期是多久,任何依据数据保留通知应当保留的数据或与政府交往、内部稽核、调查、程序相关的数据,与私人诉讼或争议相关的数据,均不得销毁或删除。独立透析中心员工应保护潜在证据,以免遭到非法销毁或篡改,并遵守相关数据保留通知的要求。

除根据数据保留通知要求保留的数据外,数据所适用的保留期限结束后,数据应以合适的方式进行销毁或删除。反之,受数据保留通知或其他法律要求必须保存的以及仍处于保留期的数据不得销毁和删除。

二、身份认证管理

1. 采用用户名和用户标识符标识用户身份,并确保用户标识的唯一性。

2. 应对设备(服务器、网络设备、安全设备、台式电脑、笔记本电脑、智能终端等)和系统(应用系统、数据库、安全系统等)的用户进行身份标识和鉴别。

3. 采用密码口令、数字证书方式对用户进行身份认证。

4. 应对用户密码口令设置的复杂度提出要求,并定期(每3个月)进行1次更换。

三、权限管理

1. 应用和系统根据用户的工作部门、工作性质、工作级别授予相应的功能模块访问权限。

2. 应用和系统按照最小特权原则安装,减小软件错误导致的损失。

3. 应用和系统根据用户角色按照最小权限原则进行划分。

4. 限制用户或进程对系统目录、文件的访问权限(包括读、读写、删除、拒绝访问等),拒绝攻击者对重要系统文件的篡改和破坏。

5. 采取身份认证机制和访问控制手段防范非法网络访问、入侵和攻击,合法用户访问合法资源。

6. 信息处理公司和独立透析中心应严格遵守国家有关信息安全管理规定,对相关患者和透析中心的运营数据严格保密。

四、通信安全

1. 对传输的数据进行保密性和完整性保护。

2. 应用系统和设备自身网络访问传输建议采用安全套接层(secure sockets layer,SSL)方式传输保护或数据自身加密;远程网络通信传输建议采用VPN方式、数据自身加密。

3. 通道保护采用传输安全协议实现通道保护,数据保护采用加密算法对传输数据加密、数据校验采用完整性校验保证数据传输的完整性,保护算法支持国密算法。

五、日志审计

1. 对用户访问操作行为进行记录、分析并响应,支持6个月以上的日志审计。

2. 设备审计(包括网络设备、网络安全设备、服务器和终端的安全审计)和系统审计(包括操作系统、应用和数据的安全审计)。

3. 审计内容包括时间、用户、事件、事件类型、是否成功及其他与审计相关的信息(包括用户和管理员操作的审计、对审计数据访问的审计、选择事件审计)。

4. 对日志进行安全储存,经授权后访问。

六、数据备份与恢复

中心的重要数据应采用基于磁盘阵列备份技术、磁带库备份技术、备份软件等对业务数据进行备份,核心数据需要有异地备份。

应用软件可通过故障转移集群、数据库镜像、负载均衡等技术实现高可用性;当应用软件发生故障时,能自动切换到其他可用节点。

七、安全监测

安全监测管理系统可以帮助中心系统管理员直观地看到当前整个网络或者某个业务系统的整体安全态势,包括总体运行状况、安全风险状态和趋势、威胁和告警情况;能够预警、识别网络攻击行为,支持对潜在风险和漏洞的预警,支持面向业务特征、业务流程的优化和辅助决策。

第四篇

经 营 管 理

第十八章

透析中心经营管理

第一节 合 规 经 营

一、合规管理

（一）何为合规

合规是现代企业的重要管理内容，对于独立透析行业，主要是指独立透析中心的经营活动与法律、规则和准则相一致。独立透析行业从业企业应在风险识别与管理、合规作业管理和合规机构设置方面加强建设。

（二）合规风险

传统的企业风险包括信用风险、市场风险、操作风险三大风险，合规风险是基于三大风险之上的更基本的风险。合规风险与企业三大风险既有不同之处，又有紧密联系。其不同之处是合规风险简单地说，就是企业做了不该做的事（违法、违规、违德等）而招致的风险或损失，企业自身行为的主导性比较明显。而三大风险主要是基于客户信用、市场变化、员工操作等内外环境而形成的风险或损失，外部环境因素的偶然性、刺激性比较大。其联系之处在于合规风险是其他三大风险特别是操作风险存在和表现的重要诱因，而三大风险的存在使合规风险更趋复杂多变而难于监控，且它们的结果基本相同，都会给企业带来经济或名誉的损失。

（三）合规管理

合规管理是指企业制定和执行合规管理制度，建立合规管理机制，培育合规文化，防范合规风险的行为。合规管理是企业"内部的一项核心风险管理活动"。合规管理部门有广义和狭义之分，广义上的合规管理部门是整个企业负有履行合规管理职责的业务条线与分支机构的统称。狭义的合规管理部门是识别、评估、通报、监控并报告合规风险的一个独立的职能部门。

合规风险管理是企业上下的共同责任,不是单纯由合规管理部门自身独自履行。合规管理部门的作用主要是辅助管理企业的合规风险。合规管理部门应根据合规管理程序主动识别和管理合规风险,按照合规风险的报告路线和报告要求及时报告。合规管理部门与风险管理部门在合规管理方面是相互协作的。合规管理职能与内部审计职能分离,合规管理职能的履行情况受到内部审计部门定期的独立评价。内部审计部门负责商业银行各项经营活动的合规性审计。内部审计方案包括合规管理职能适当性和有效性的审计评价,内部审计的风险评估方法应包括对合规风险的评估。

"67号文"鼓励血液透析中心向连锁化、集团化发展,建立规范化、标准化的管理与服务模式。国内也逐步发展出一些深耕行业的连锁集团,他们已经或正在建立相关合规管理机制,为行业发展树立了典范。

二、合规设置

"67号文"对独立透析中心的设置要求做出了详细地规定,行业企业应严格按照相关规定申报机构设置。就个别具体设置标准,建议国家主管部门结合这十年来的试点及试行经验,做出适当调整,可以更加高效地实现区域医疗资源共享、提升基层医疗机构服务能力、推进分级诊疗工作。

"67号文"规定独立透析中心由省级及以上卫生计生行政部门设置审批,国内大部分省份均参照执行,先由设置地所在区县级卫健部门审核,再向地市级卫生行政部门报批,最后在省级卫生行政审批并颁发执业许可。也有部分省份响应党的十九大深化"简政放权、放管结合、优化服务"改革的号召,通过省级政府办公会议审批、或下放或委托地市级相关部门执行审批并颁发执业许可。

三、合规经营

(一)医保管理

透析治疗是肾衰竭患者终生最主要的维持性治疗手段,费用开支很大,若单靠患者个人支付治疗费用,很少有家庭可以承受。全球主要发达国家和地区,都将透析医疗服务纳入了国家医疗保险报销范围,且就主要国家和地区的数据来看,该项报销开支均占据了医疗保险偿付金额不小的比例。透析占据医保报销总额的比重,美国达到6%,日本达到5%,我国目前约占0.5%。从2012年开始,我国陆续推出一系列医保政策,逐步将终末期肾病的透析治疗纳入了医保报销范围,使数百万名尿毒症患者看到了生存的希望。

为完善统一的城乡居民基本医疗保险制度和大病保险制度,不断提高医疗保障水平,确保医保资金合理使用、安全可控,统筹推进医疗、医保、医药"三医联动"改革,更好地保障病有所医,国务院机构改革方案提出,将人力资源和社会保障部的城镇职工和城镇居民基本医疗保险、生育保险职责,原国家卫生和计划生育委员会的新型农村合作医疗职责,国家发展和改革委员会的药品和医疗服务价格管理职责,民政部的医疗救助职责进行整合,组建国家医疗保障局,作为国务院直属机构。

2018年3月,第十三届全国人民代表大会第一次会议表决通过了关于国务院机构改革方案的决定,组建中华人民共和国国家医疗保障局。

目前,我国全民医保基本实现。基本医疗保险制度包括职工基本医疗保险和城乡居民基本医疗保险两项制度,分别覆盖就业人口和非就业人口,总体覆盖率稳定在95%。

独立透析中心服务患者的过程,只有获得医保定点机构资质,才有可能覆盖运营成本,或者说,获得医保定点资质是独立透析中心正常经营的必要条件。所以,从业企业应该在选址建店时,高度关注目标市场的医保定点审批政策,特别是审批周期、偿付比例、报销频率等,将医保政策的分析纳入经营测算的最重要内容之一。

一般而言,各地的医保政策均有所差别,需要从业企业通过线上查询、现场咨询等多方渠道获取信息,认真分析,提早准备,争取在获批执业许可之后尽早满足申请医保定点的条件。

2019年国家卫生健康委和国家医保局等十部委联合发布了经国务院批准的《关于印发促进社会办医持续健康规范发展意见的通知》(国卫医发〔2019〕42号)(以下简称"42号文"),其中第十六条提出了"优化医保管理服务。基本医疗保险、工伤保险、生育保险、医疗救助等社会保障的定点医疗机构实行动态化管理,将更多符合条件的社会办医纳入定点,进一步扩大社会办医纳入医保定点的覆盖面,社会办医正式运营3个月后即可提出定点申请,定点评估完成时限不得超过3个月时间。医保部门要加强指导,为医疗机构改造信息系统提供支持和便利,方便定点医疗机构尽快为参保人提供服务。未能通过申请的,必须在3个月的评估期限结束后告知其缘由和整改内容,以方便其再次申请。"全国各地也在陆续落实该政策,因为当前国内独立透析从业企业全部为社会资本,完全处于社会办医的局面,故此,"42号文"给独立透析行业的发展带来了更为规范的发展秩序。

独立透析中心开展的主要服务就是透析治疗,随着国家不断提高透析服务的医保报销比例,医保报销占据独立透析中心收入的比例也不断提高,普遍达到 70%～90%,有的地区甚至可以达到 100%。基于前面对合规风险的分析,医保管理的风险控制对独立透析中心的可持续经营具有无可比拟的重要性。合规管理医保相关事务,也是独立透析从业企业必须高度重视、认真对待的一项工作。

根据全国各地独立透析中心的医保报销实践,各地差异悬殊,就上传患者诊疗数据而言,有按天、按周、按月多种形式;就偿付报销款项而言,有按月、按季不同规范;就报销偿付的款项来源,有医保基金、商业保险、民政救助三大类别。

国家医疗保障局的成立,将代表参保劳动者的整体利益行使询价、购买和监督服务三大职能。独立透析从业企业应该认真学习属地医保政策法规,积极配合医保部门的监督检查,完善各项管理机制,合规经营。各地医疗保障局在执行监督职能的过程中,常常非常敏感独立透析中心开展的一些人性化服务,有些甚至会定性为"不正当竞争",进而影响到机构医保定点资质的存续。从业企业应积极与属地医保部门进行沟通,预先提出计划开展的"无偿服务",征得医保部门的许可再开展。

(二) 价格管理

医疗服务价格是对医疗服务作为商品交换所采取的一种价格形式,本质上是医疗服务价值的货币表现,是医疗机构对患者服务的医疗服务项目的收费标准,包括门诊、住院、各项检查、治疗、检验、手术项目等的收费价格。由于医疗服务属于公共产品范畴,医疗服务不同于一般的商品,具有福利和商品的双重性,国家不向其征收税金,同时给予一定形式的财政补贴。因而医疗服务价格不是通过市场供求的调节自发形成的,而是采用不完全生产价格模式,即由政府有关部门通过理论价格,再根据国民经济的发展水平和居民的承受能力等来确定价格水平,因此医疗服务价格一般低于医疗服务价值。医疗服务价格是医疗机构组织收入的主要渠道,是医疗机构弥补医疗支出的主要方式。

1. 主管部门 医疗服务的价格管理隶属于国家发展改革委员会下设的物价局。在获批执业许可之后,正式营业之前,应向属地物价部门申报价格备案,以便正式开始营业时,能够向患者公示自己的服务价格。

2. 价格类别 我国现行的价格管理类别主要有 3 种,分别是政府定价、政府指导价和市场调节价。医疗服务价格主要与医疗机构的属性相关联,非营利性医疗机构执行政府定价或政府指导价,营利性医疗机构执行市场调节价。

国内独立透析中心的设置属性,绝大部分为营利性医疗机构,极少数为非营利性医疗机构。原则上,独立透析中心可以执行市场调节价,即企业自主定价,但是,因为独立透析中心开展的医疗服务绝大部分需要医保报销实现价格兑付,所以医保部门仍要求独立透析中心参照相应的非营利性医疗机构价格,即政府指导价来为医保报销的产品和服务定价。医保管理属地性非常强,各地管理标准尚不统一。就目前国内实践而言,大部分独立透析中心参照一级公立医疗机构的相关项目定价,少数参照二级公立医疗机构,极少数参照了三级公立医疗机构。

3. 价格公示　按照物价部门的要求,独立透析中心必须对开展的服务与涉及的耗材、药品进行价格公示,并需要在机构内明显位置张贴。

(三) 运营管理

独立透析中心是新中国成立以来新近开创的医疗机构门类,没有前车之鉴可以参考。虽然有国外先进同业的管理体系可以学习,但必须因地制宜,创建适合中国本土的管理体系。因为透析技术在我国已经引进发展了数十年时间,所以在临床服务规范和内部建设规范方面已经积累了大量的经验,而独立建设和机构运营两个管理内容,是独立透析中心及透析连锁机构有别于院内血透室最大的差异,是从业企业需要认真思考,不断打磨的管理领域。

目前,较客观的独立透析中心管理规范,主要分为三个部分:投资建设、临床服务和机构运营。已经有越来越多的具有一定规模的从业企业建立了相应的标准化体系,以求集团化、连锁化管理的高效能。

1. 运营体系　独立透析行业的机构运营管理,主要分为单店运营与集团连锁运营两个部分。单店运营包含职能与岗位设置、制度与流程、信息系统、委托服务等,集团连锁运营包含职能与岗位设置、标准化体系管理、委托服务管理等。本节力求对与院内血透室差异的部分展开深入介绍。

2. 单店运营管理　独立透析中心是独立的医疗机构,虽然规模只有10~50人,但医疗机构所需职能却不能缺少。所以集团化、连锁化发展能极大地发挥集约化优势,将组织的效率提高到极致。无论从业态发展分析还是从国外行业发展经验来看,集团化、连锁化发展独立透析中心,都是这项业务可持续发展的不二法门。

独立透析中心的内务岗位,主要承担人力资源管理、财务管理、信息系统管理、资产与存货管理、采购与维修管理、医保管理等职责。独立透析中心的外联岗位,主要承担机构资质管理、客户来源管理、生态营造管理等职责。如果实行集团化、连锁化管理,大部分的内务管理和小部分的外联管理,可以通过内部协议委托的方式向集团总部采购管理服务。因为外联工作具有更多的线下属性,需要大量的沟通接洽,所以我们特别通过客户来源与生态营造两个方面展开说明,以供从业企业参考借鉴。

(1)客户来源:透析患者的市场来源,可以分为两个部分,一个是存量市场的再分配,一个是增量市场的获取。独立透析从业企业设立规划,应符合国家政策导向,扎根基层和社区,解决目标市场的供需矛盾。个别集团化发展的从业企业,拥有自己的肾病专科医院,可以在新发患者的确诊和就诊引导方面给予更科学的分级诊疗方案。因此,绝大部分独立透析中心都是需要面对和解决存量市场再分配问题和增量市场信息被动问题。

透析市场的营销工作,既符合一般市场营销的普遍规律,也具有自身行业的特色。一般而言,透析市场的营销工作大致可以分为五个步骤:宣传介绍——权衡利弊——现场参观——打消顾虑——实现转诊。

1)宣传介绍工作的本质是信息对称化,就是将自身机构的各方面信息传递给目标人群。我们知道,透析患者的群体具有相对固定的特性,一个特定的目标市场,只有相对恒定的客户群体。如何将信息有效、高效地传递给目标客户群体,国内从业企业创新了大量的营销方法,比如患者家访、患者介绍、医护推荐、肾友会等,对患者群体综合比较选择就医机构,产生了积极作用。

2)权衡利弊:患者群体获取独立透析机构的信息后,往往会在医疗安全、治疗预期、整体成本、感受体验等多方面进行权衡利弊,在利弊相当或在利大于弊的情况下,患者才有可能希望进一步了解机构的现场情况。

3)现场参观:透析治疗往往会伴随患者后续的终生,而且会对身体状况和生活质量带来巨大的、明显的影响,所以,该群体对医疗机构的选择是非常慎重的。一般而言,所有的患者都需要现场实地参考了解,才会进一步作出转诊的决定。

4)打消顾虑:现场参观会进一步获取新信息,比如交通、机构的环境、医护的态度、设备与耗材的选型、药物的配备、急救的方案、医保报销的方案等,因此,患者还会产生新的问题与顾虑。机构营销人员与医护团队,需要认真倾听、识别需求、设计方案,进而打消患者的顾虑,共同设计转诊的计划。

5)实现转诊:患者决定转诊需要解决原治疗机构的结算出院、自体相关检查检验、历史病案的分析,进而与主治医师一同设计安排入院治疗的计划。

(2)生态营造:独立透析中心外联工作还有一项重要的职责是属地生态营造。我们知道,医疗机构由于自身属性的原因,它的设立是一项长期行为,需要有长远规划。而作为新时代的产物,需要有大量的外联沟通工作,让自身机构被主管部门、同业机构、行业协会所认识与接受,进而创造有利于自身生存与发展的外部环境,我们称之为生态营造。

据不完全统计,独立透析中心的设置与存续,需要涉及的政府部门和机构有卫健、医保、质控、消防、环保、物价、公安等多达十余家,各自的主管内容或有一定关联性,需要外联岗位保持开放的心态,积极主动向主管部门与机构报告经营情况,对称信息,配合管理。

在一定范围的目标市场里,独立透析中心一般会面对公立医院、社会办医院、其他独立透析中心三类同业机构。基于设立前的供需分析与投资测算,独立透析中心应端正态度,打消敌对心理,保持合作共赢的原则,积极与同业展开沟通,互通有无,取长补短,发挥优势,和谐发展,共同服务好属地的患者群体。

这里需要特别提出的是,生态营造与客户来源的交叉管理,需要业企业严格规范自身行为,杜绝在公立医疗机构血透室蹲点,派发传单,甚至潜入血透室"联系客户",认真界定营销红线,努力维护独立透析机构的应有社会形象。

从2010年国家开放独立透析中心试点,到2016年颁布"67号文"正式开放独立透析市场,这些年来,国内独立透析市场取得了长足的进步和可喜的成果,同时也孕育了多种类型的行业协会组织,并且有越来越多的组织接受并吸纳了大量的社会办机构,对实现区域医疗资源共享,提升基层医疗机构服务能力,推进分级诊疗工作起到了重要的作用。独立透析中心应积极了解并有选择性地加入行业协会,共同促进行业自律发展,为实现政府引导、行业自治的发展目标贡献力量。

(3)集团化连锁化运营管理:"67号文"第四条中提到"鼓励血液透析中心向连锁化、集团化发展,建立规范化、标准化的管理与服务模式。对拟开办集团化、连锁化血液透析中心的申请主体,可以优先设置审批"。文件体现了对行业发展规律的深刻认识,只有发挥集约化优势,才能最大限度地优化配置资源,实现组织效能最大化。

连锁化经营已经在中国发展数十年,在诸多行业培养了大量优秀的运营企业,其中可以借鉴的管理经验已经在独立透析业内复制并产生明显效益。一般而言,独立透析连锁集团会将医疗质量管理、人力资源管理、财务管理、供应链管理、信息管理、工程维修管理、品牌宣传管理等纳入集团总部职能,通过内部交易机制,向各个下辖独立中心提供标准化服务,并收取一定费用。这样可以最大限度地保证各个中心工作的规范化、标准化,也可以节省各个中心自行建立职能的资源浪费,对集团整体效益有明显提升。对于业务开展区域达至多个省份甚至全国范围的,应该进一步进行集约化管理,在华北、华东、华南等地域设置区域管理中心,控制好总部的服务半径,提高管理效率。

第二节　可持续性经营

一、独立透析中心可持续性经营的决定性因素

虽然在国外及我国港澳台地区,独立透析中心已经有着相对成熟的发展经验,但是在内地(大陆)此类机构才刚刚起步。众多从业者都在不断探索经营的方式和策略,寻找长期发展的方向,但无论如何独立透析中心,若要保持可持续性经营需密切关注以下几点。

(一) 成本控制的关键性

不管是营利性还是非营利性独立透析中心,都应当考虑到成本对于中心运营的重要性。

1. 科学的场所租赁成本　场所租赁成本是独立透析中心运营成本的大头之一,在立项前,应当对项目所在地周边地产租赁价格进行充分的市场调研,避免因不了解行情受到损失。

2. 人力成本的节约　独立透析中心,特别是连锁独立透析中心,应当充分发挥一岗多能的作用,节省人力成本,如药剂师可以承担收费员职能、技师可以承担库房管理、护士可以兼职客服工作等。同时,如在同一区域内有多家医疗机构的连锁独立透析中心集体,可以尝试医务人员多点注册,以节约成本,发挥更多作用。

3. 更高效的库存管理和采购能力　独立透析中心应当建立起高效的库存管理体系,做到不压货、不缺货,节省资金成本,同时,连锁独立透析中心应当充分利用信息化管理体系,建立起集中采购制度,做到主要耗材及药品统一采购,降低成本,提高利润率。

4. 控制治疗成本　独立透析中心的运营管理者、中心主任、护士长以及采购负责人,应当定期组织会议讨论治疗成本的控制,特别是所在区域已经实行疾病诊断相关组(diagnosis related groups,DRG)和血液透析单病种包干结算的独立透析中心,应该严格控制不合理药品及耗材的开销,节省治疗成本,提高利润率。

5. 绿色节能,降低能耗　独立透析中心是新生事物,在施工图设计阶

段,就应该注意大量使用绿色节能设备,降低能耗,特别是室内外的照明设备、水处理系统等耗能大户,要做到控制工作时间,减少不必要的能源消耗。另外,由于独立透析中心大量使用水资源,应当严格计算水的使用量,做到保证透析质量和安全的同时,节约宝贵的水资源。

(二) 充分理解、熟悉并执行国家和地方的法律法规尤其是地方的医保政策

我国的医保资金管理还是属地化管理模式,中央部委制定宏观政策,各地方据此制定资金统筹的细节。由于尿毒症治疗的特殊性,其需要长期大量的资金支持,医保准入是独立透析中心可持续性经营发展的核心之一。运营、财务及医护人员应当做到对医保法规政策中涉及的尿毒症相关的条目非常熟悉,合理合规的运用。

1. 独立透析中心应当设立专门的医保专员(可兼职)负责医保管理相关业务,并且要按时组织人员学习和了解医保法规政策中涉及的相关内容。并有相应的培训记录,必要时进行内部考核,并有考核记录。

2. 独立透析中心应当有完善的医疗保险管理制度,及时和医保管理部门做好对接,时刻关注政策更新,并做好台账,保持台账内的政策一直处于最新状态。独立透析中心主任应该为医保政策的总负责人,履行医疗保险管理职责。

3. 独立透析中心的运营管理者应当定期组织医保专员、中心主任、护士长共同对当期医保拨付单或账单进行复核,出现问题的,要及时排查,及时和医保部门沟通,避免因为业务不熟悉产生的失误,导致被医保监管部门处罚,甚至终止医保协议。

(三) 透析质量是独立透析中心发展的生命线

透析质量关系着患者们的生命安危和生活质量。通过良好的透析服务品质,提高和延长患者的生存时间,患者在透时间长,也会增加独立透析中心的经营收入。

1. 独立透析中心应当有相应的质量管理体系。质量管理体系中应该包括但不限于质量管理组织架构、质量管理制度、感染管理和控制制度、审核计划和责任人以及不良事件报告制度等。

2. 独立透析中心主任应该为质量管理的总负责人,质量管理需要全员参与。

3. 应当建立完善的定期审查、定期讨论、组织整改制度,可以使用 PDCA 以及根因分析的相关工具,如鱼骨图、失效模型等。

4. 临床医护技人员应一起定期组织相关会议,对各类临床指标进行分析讨论,预防各类并发症的发生,从而提高透析质量。建议在国家标准的基础之上设立自己中心的参考标准,稳步提升。

5. 对于连锁经营的独立透析中心集团,应当设立集团医疗质量负责人,统一管理各独立透析中心的医疗质量,定期考评及组织质控会议,达到透析治疗同质化。

6. 独立透析中心应积极参加所在区域的各类血液透析质控会议,与综合医院相关科室形成紧密联系,在签署转诊、急救、慢性病管理等协议的同时,可以形成良好互动,促进学术交流,避免形成孤岛。

(四)"围透析期管理"

随着慢性肾脏病(CKD)的进展,患者各种并发症的发生率显著增加,在2019中华医学会肾脏病学分会年会中,上海长征医院肾内科的梅长林教授明确提出了"围透析期"的概念,希望通过提出这一概念以及制定推广相应的专家共识,不断摸索和总结,助力提高中国终末期肾脏病患者的生存预后。

正如梅长林教授所呼吁:"医护人员要提高对围透析CKD人群管理的认识与重视"。希望能够通过提出"围透析期"这一概念,规范管理这一人群,降低ESRD患者的死亡率和并发症,提高生存率及生存质量。

"围透析期管理"可以将独立透析中心的业务再往前延伸,把进入透析前的准备、CKD治疗及管理等涵盖进来,为相关CKD及其他慢性病患者(如高血压、糖尿病等)提供完整的医疗服务。

独立透析中心在提供血液透析治疗等医疗服务的基础上,达到条件的,应当深入社区,配合社区卫生服务部门,围绕"围透析期",承担起社区慢性肾脏病患者的筛查及管理工作,定期开展社区宣教、义诊等各种形式的活动。进而把透析中心的服务触角加以延伸,从被动地接收患者,到主动地跟踪潜患者,做好全周期的管理。

二、人才队伍建设

由于独立透析中心先天性的游离在公立医疗系统之外,人才的招聘一直是困扰独立透析中心的一大问题,从某种意义上来说,"好的不愿来,来的看不上"一直是一种常态,医护技人员的缺乏和不稳定,也是影响独立透析中心可持续发展的因素之一。

1. 独立透析中心应当有完整的组织架构和完善的人力资源管理制度以及绩效管理制度,组织架构中应该包含国家或者行业规定的所有岗位,并且有清晰的岗位职责。由于独立透析中心是一个独立的法人实体,独立透析中心还应该配备运作公司所必备的人员,如财务管理、信息管理、后勤管理等,可以兼职的职务必须在岗位描述中明确其职能要求。

2. 独立透析中心应当建立完善的横向和纵向的职业发展阶梯,可以参考国家的技术等级标准,也可以制定自己的职级体系,让每一个员工都有一个长期的合理的上升通道。

3. 中心应该建立完善的培训体系,针对不同的员工提供不同的职业进阶培训课程和机会,中心应当提供合适的管理课程给中心管理层,由于独立透析中心人员配置的特殊性,核心医护技特别是独立透析中心主任、护士长应当有一定的管理理念,能够站在运营的角度,去探索甚至主导独立透析中心的发展。运营管理者的培养,应当在独立透析中心筹建阶段就开始,在筹建的过程中,应当充分掌握土建、医疗设备、证照审批、人员资质等知识,在运营阶段,应当熟练掌握财务管理、客户管理、市场营销、医保及卫生法规政策等知识。

4. 对于核心医护的培养,有条件的连锁独立透析中心集团,应当设立医疗部和护理部两条线,统一集中管理和培训医护人员,定期通过各类培训和医疗护理相关业务学习会议,来不断提高核心医护的临床业务水平。同时能够提供一个学术交流平台,让医护人员不觉得孤单。单体的独立透析中心,可以保持和上级综合医院相关科室的相互交流,做到核心医护人员的进修和培训常态化。

三、品牌建设和文化

临床技术、人文关怀、质量和安全这三项是独立透析中心品牌建设的核心,所有的品牌建设工作都是围绕这三点进行,不断提高和持续改善血液透析质量管控体系,不仅要以治疗质量为根本,建立标准化的运营体系,给予患者更多的人文关怀,打造有口皆碑的透析品牌。

1. 独立透析中心特别是连锁独立透析中心应当有一套标准的视觉识别系统,内部和外部的标识及上墙文件应当标准化,标识的设计设置应该以实用、温馨、统一为原则。良好的标识体系可以最直观地给予人员良好的第一印象和体验,也是员工日常工作的一些指导原则的体现。

2. 独立透析中心应当有上墙文件的审批制度和流程,避免随便张贴,影响观感的同时也会造成信息错乱。上墙文件除了按照国家规范需要的文件外,还可以选择合适的地方进行中心品牌文化和价值观的宣传,以及患者教育的宣传和相关操作的提示等。

3. 质量和安全相关制度也应当进行视觉化展示,充分提升工作人员的质量安全意识,给患者建立一个注重安全的文化氛围。

4. 独立透析中心应当有相关的员工保护和关怀制度。

5. 中心应该建立完善的宣传管理制度和媒体应急管理制度。充分利用线下线上工具进行中心的宣传工作，当需要做广告宣传时，应该依法去相关部门完成备案或者审批手续。应当建立舆情应急演练制度，培训中心员工在应急时采取应对策略。

6. 连锁独立透析中心在建立自己企业文化时，应通过认可和激励，提高员工的忠诚度及敬业度。同时，也要将"患者至上"的口号落到实处，提高员工及患者的满意度。

四、患者服务与管理

（一）患者服务

尿毒症患者是一个非常特殊的群体，心理和生理都需要关心和爱护，对于他们的服务可以分为医疗服务和非医疗服务。

1. 独立透析中心应当有完善的患者服务流程，在接待和治疗的过程中对患者进行精神上的关爱，有条件的可以提供心理咨询、营养管理、定期举办患者活动等，打造一个相对温馨的治疗环境。达到一定条件的独立透析中心，也可以为患者提供各类就业机会来帮助患者，例如保洁、前台接待、文员等。也可以协助部分年纪较大、行动不便的患者进行医保报销等需要和专业人士对接的事宜，全方位服务于患者。

2. 独立透析中心应当建立患者预约和回访制度，有条件的独立透析中心特别是连锁独立透析中心，应当建立客户服务中心，通过热线电话的形式，为患者提供咨询、预约、投诉管理、回访等服务。

3. 建议通过线下或者线上的方式积极开展患者满意度调查，充分了解患者需求，也可以作为员工的考核指标之一。独立透析中心应当建立患者满意度调查制度，制度中需要包括但不限于调查形式、调查内容、调查结果分析和整改等。

4. 中心应当建立患者教育体系、有相关制度和流程，患者教育对于透析患者获得更高治疗效果和生活质量至关重要。患者教育可以通过肾友会、日常宣教、在线平台宣教等形式进行，除了通用课程外，也可以针对某段时期的某些特殊问题进行针对性的宣教。

5. 中心应当建立患者应急教育体系，培训患者和家属一些必备的急救知识和技能，以应对院外的紧急情况。

（二）患者管理

独立透析中心的患者都是慢性患者群，病情具有长期性、复杂性等特点,需要进行全面的管理以提升患者的生存率和生活质量。

1. 在入院初期,及时对患者进行入院(中心)须知的告知,要求其遵守独立透析中心的各项规章制度,了解各种应急逃生通道。在独立透析中心治疗期间,各类宣教应当有序进行,做到因人而异,有章可循,可以通过建立患者个人手册的形式,来记录患者在中心的透析历程。

2. 独立透析中心应当建立标准化的患者服务流程和患者关系管理系统,来对患者进行统一的、高效的管理,实现患者管理的信息化、标准化。打通医护技和患者之间联系的纽带。

3. 独立透析中心应当建立起相对稳定的患者沟通体系,通过举办患者活动,如室内健康宣教、患者心得分享、户外活动等,来增加患者黏性,提高患者体验感和依从性,降低医护患纠纷,更好地管理患者。

第十九章

人力资源管理

第一节　执业资格及证书

《关于印发血液透析中心基本标准和管理规范(试行)的通知》(国卫医发〔2016〕67号)规定,独立透析中心至少有2名执业医生,其中1名固定注册在本机构并从事血液透析工作3年以上,1名可固定或多点执业于本机构,具有肾脏病学中级以上专业技术职务任职资格并从事血液透析工作3年以上。至少有1名注册护士具有中级及以上专业技术职务任职资格并从事透析护理工作3年以上。独立透析中心的技师,应具备机械、电子学证书和相应的医学知识,熟悉血液透析机和水处理设备的性能。医师具有6个月以上、护士具有3个月以上在三级医院血液透析工作经历或者培训经历;技师应经过相关专业技术和管理培训并取得合格证书。各省市卫生健康委员会针对当地独立透析中心人员执业资格、注册证明及其他证书有特殊要求的,应优先遵从当地卫生健康委员会要求。

在人力资源部向候选人发出录用通知书之后,收到录用通知书的候选人应在入职前提供相关医疗执业资格证、注册证明及其他证书的原件与复印件。人力资源部在员工入职时应多渠道审核员工所提供的证照的合法性、有效性,并对证照的有效期限进行复印、登记和管理,以确保员工的证照始终处于有效期内。

第二节　人员资质和职责

对于提供血液透析治疗和药事服务的独立透析中心,至少应包括如下人员配置。

一、透析中心主任

具有合法有效的医师资格证书和执业医师证书,肾脏病学中级以上专业技术职务任职资格并从事血液透析工作 3 年以上。具有符合当地卫生健康委员会要求的血液净化上岗证、工作证明或进修证。熟练掌握肾脏/血液透析工作相关的理论知识、临床诊疗能力(包括常见病症及一定程度的复杂、急危症)及一定的操作能力(深静脉插管、心肺复苏等)。

二、医师

具备医师资格证书、执业医师资格证和注册证。独立透析中心至少应有 2 名执业医师,有 6 个月以上在三级医院血液透析室工作经历或培训经历。

三、护士长

具备中级及以上专业技术职务任职资格,具有 3 年以上透析护理工作经验,有 3 个月以上在三级医院血液透析室工作经历或培训经历。

四、护士

具备护士资格证和执业证书,同时具备 3 个月以上三级医疗机构以上的血液净化培训经历、工作证明或进修证。护士数量的配置应根据透析机台数确定,每台透析机至少配备 0.3~0.5 名护士。

五、技师

根据透析机的配置台数,独立透析中心可以配备固定或兼职技师。中心规模超过 40 台机器以上的至少有 1 名固定在该中心的技师,40 台机器以下的中心可以和其他中心共享 1 名技师。技师应该接受过相关专业技术和管理培训,并取得合格证书,具备机械、电子学证书和相应医学知识,熟悉血液透析机和水处理设备的性能。

六、药剂师

提供药事服务的独立透析中心应该至少配备 1 名药剂师。药剂师应为药学专业毕业,并具备药师相关专业资格证书,独立透析中心以西药为主。

七、检验师

对非委托第三方检验检查服务的中心,还应配备相应资质的检验师进行检验检查服务。

如各省市卫生健康委员会针对当地独立透析中心人员执业注册证书有特殊要求的,应优先遵从当地卫生健康委员会要求。

第三节 职位描述

人力资源部门根据部门总体架构及职能分工,结合独立透析中心的服务宗旨及目标,按照不同的岗位和职位等级,组织各职能团队负责人完成对应的岗位描述的制定,经部门负责人审核,报中心管理层批准。

一、主任医师或副主任医师

1. 作为医疗安全/质量的负责人,带领/指导医生、在护士长的共同参与下,定期巡视、检查、照顾患者,制定、落实、执行患者治疗方案,处理患者透析过程中各种医疗问题,确保患者治疗安全、质量。

2. 落实执行各项诊疗规范,保证患者得到最佳的临床治疗。

3. 为患者制定个体化的透析及综合治疗方案,并适时调整治疗方案,以提高中心的医疗质量,并做好患者医疗质量数据的统计整理工作,及时上报,力争使中心各项医疗指标达到质量管理部门的要求。

4. 负责中心相关医疗文书、台账的书写、传染病疫情上报和透析患者网报工作,以达到国家卫生行政机关相关法律法规的要求。

5. 严格执行中心患者收治标准,协调并维护中心内部及外部关系,保障中心工作顺利开展;领导、监督和严格执行手卫生等院内感染制度,以杜绝传染病流行。

6. 带领医护人员做好患者的日常宣教工作,以增强患者对医嘱的依从性,提高患者的自我管理能力,以及对中心的信任度和满意度。

二、主治医师

1. 熟练掌握各种血液透析方式的适应证、禁忌证及其机器主要功能,掌握常见血管通路的建立和维护方法,掌握各种透析急慢性并发症的处理方法,并且严格按照相关规章制度和操作规范进行日常诊疗工作,使患者获得高质量的透析服务体验和透析医疗安全保障。

2. 为患者制定个体化的透析及综合治疗方案,并适时调整治疗方案,以提高中心的医疗质量。

3. 做好患者医疗质量数据的统计整理工作,及时上报,力争使中心各项医疗指标达到设定的目标要求。

4. 负责中心相关医疗文书、台账的书写、传染病疫情上报和透析患者网报工作,以达到国家卫生行政机关相关法律法规的要求。

5. 做好患者教育工作,以增强患者对医嘱的依从性,提高患者的自我管理能力。

三、护士长

1. 全面负责独立透析中心的护理管理工作,协助医生落实持续性质量改进计划,实现独立透析中心质量管控和发展。

2. 负责中心各项护理流程、应急预案的制定及完善,并付诸实施,并做好监督和反馈,以确保护理安全。

3. 负责透析患者的排班、透析护士的聘用和工作安排、护理质量的考核和不良事件上报。掌握患者的动态情况,及时做好患者意见的征询和反馈,以提高护理质量。

4. 严格落实院感制度,并做好培训、考核和监督工作,以保障医疗安全。

5. 协助技师定期进行透析机、水处理机的日常维护,指导技师、行政助理进行耗材药品等采购和库房的管理,以保障临床工作顺利开展。

6. 带领护理人员做好患者自我护理宣教工作,教育和指导患者掌握正确的健康护理知识。

四、护士

1. 确保提供给患者最优质的透析护理服务。
2. 日常透析机器的管理、维护和操作。
3. 教育和指导患者掌握正确的健康护理知识。

五、药剂师

1. 负责药品库存管理,包括药品采购、储存和配送。
2. 确保药品库存充足并每月进行药品库存跟踪和报告。
3. 严格按系统和标准操作流程执行,进行处方的审核和点评,确保患者分配到正确的药物,并确保剂量合适、用药途径正确。
4. 为临床医护人员和患者解答用药方面的问题。

六、技师

1. 为独立透析中心提供各项工程技术支持服务。

2. 管理、维护和监测独立透析中心的设备,确保设备在透析治疗中功能正常。

3. 协助独立透析中心其他职能同事的日常运营工作。

4. 在新中心筹备期间进行项目支持,落实中心开业前的相关执行工作。

第四节　入职培训和继续教育

一、内部培训

中心应向员工提供一系列必要的培训课程(包括必修课程及选修课程),帮助员工发展与其工作职能相对应的专业知识和技能。具体内容及实施细则可以制作成相应的标准文件并遵照执行。中心应向员工提供与专业职位相关的专业技能培训,根据国家相关规定协助员工取得专业资质或提升医护专业水准,员工需要签订相关培训协议。

二、外部培训

除中心内部提供的学习项目外,中心可以鼓励和支持员工基于工作和职业发展需要申请参加必要的外部培训与学习项目。具体内容及实施细则可以制作成相应的标准文件并遵照执行。

三、内部发展机会

独立透析中心可以鼓励和支持员工寻求内部发展机会。当内部岗位出现空缺时,应该优先考虑内部提升,让符合岗位招聘条件(职位要求及任职资格)且绩效评估优秀的员工得到优先晋升,对表现突出及有管理能力的员工,会对其提升或安排其他更合适的岗位。通过内部调动,可以使员工能够更多地了解不同岗位的业务,为未来发展提供更多的选择和机会。

第五节　绩效和能力评估

人力资源部负责绩效评估的监督和管理。根据透析中心的绩效业绩、当地上级医疗管理部门的监管标准、政策或规定做评定依据,并与员工的绩效挂钩。绩效管理流程包括三部分:年初设立目标;中期(年中)业绩回顾;年末全年绩效评估。员工绩效评估结果将作为续延合同和/或派遣期、升职、岗位调整、薪资调整、奖金发放等依据。

一、绩效和能力评估制度

绩效和能力评估是对员工完成工作目标情况和工作表现的综合评价。

对于新入职的员工或工作岗位有调整的员工,直接主管应该在该员工正式入职或在新岗位上若干个月内帮助该员工完成绩效目标和个人发展计划的设定或调整,并将评估结果分级。具体绩效评估制度根据中心相关规定执行。

二、绩效改进培训计划

当员工不能胜任工作且经过书面辅导仍没有改进时,该员工将进入绩效改进培训计划之中,向其提供实地培训或调整员工的岗位,并严格定期回顾员工的绩效评估最终结果,如果员工绩效表现仍未达到可接受的程度,依照相关法律规定,可以考虑与该员工解除劳动关系或退回派遣机构。

独立透析中心应当设立制度以确认不能胜任工作的主要表现,并且规定当员工处于绩效改进培训计划中,该员工是否被纳入年度加薪和任何类别的绩效奖金、奖励活动的考虑范围内。

第六节　处分与复职

一、处分

为促进独立透析中心各项规章制度更好执行,严肃工作纪律,人力资源部应制定相应的处分及复职措施。

应予以处分的行为如下。

1. 因医疗过失造成重大医疗事故。

2. 偷窃或出售中心医用设备、耗材等物品。

3. 违反重要医疗质量控制、感染控制的行为。

4. 对患者态度恶劣、与患者争吵或发生肢体冲突,影响透析中心声誉。

5. 不经上级允许私自离岗,造成排班混乱。

6. 包庇舞弊,弄虚作假,造谣滋事。

7. 泄露受控信息。

8. 无故旷工达到中心规定的上限。

9. 工作不力,屡劝不听。

针对应予以处分的行为,应制定相应的处罚制度,例如罚金、降薪、辞退等。由人力资源部门通知各级别员工,遵照执行。

二、复职

为配合独立透析中心业务发展需要,应当设立已离职员工复职制度。

1. 满足以下条件的已离职员工可进入复职程序

(1)离职未满 1 年,且离职前在中心表现优秀,工作表现突出并已转正。

(2)复职人员一般为中心需要且正在招聘的岗位。

2. 因试用期不合格、违纪辞退与中心解除劳动合同,前次离职未办妥离职手续或合同期满中心决定不再续约的员工不应予以复职。人员离职后一个月内不应予以复职。

3. 复职流程应由人力资源部门结合实际情况制定

(1)复职人员向复职部门提出复职申请。

(2)结合中心综合意见及相应在职情况判定是否复职,以及是否需要接受面试或培训。

(3)人力资源部门根据实际情况安排相应面试及入职。复职人员入职后薪资待遇按照新员工标准执行。

第七节　员工健康管理

一、劳动安全

必须建立、健全劳动安全卫生制度,严格执行国家劳动安全卫生规程和标准,进行劳动安全卫生教育,防止劳动过程中出现事故,减少职业危害。

1. 劳动安全卫生设施必须符合国家规定的标准。

2. 新建、改建、扩建工程的劳动安全卫生设施必须与主体工程同时设计、同时施工、同时投入生产和使用。

3. 中心必须为劳动者提供符合国家规定的劳动安全卫生条件和必要的劳动防护用品,对从事有职业危害作业的劳动者应当定期进行健康检查。

4. 劳动者在劳动过程中必须严格遵守安全操作规程。

5. 劳动者对管理人员违章指挥、强令冒险作业,有权拒绝执行;对危害生命安全和身体健康的行为,有权提出批评、检举和控告。

6. 国家建立伤亡事故以及职业病统计报告和处理制度。县级以上各级人民政府劳动行政部门、有关部门和用人单位应当依法对劳动者在劳动过程中发生的伤亡事故和劳动者的职业病状况,进行统计、报告和处理。

二、医护人员职业暴露

员工在工作时发生职业暴露,应按医院职业暴露应急流程进行应急处理。根据当事员工接触患者的检验检查结果,做出如下处理。

1. 如患者检验检查结果均为阴性,根据实际情况,由中心和主管部门做好慰问安抚,并合理安排好工作。

2. 如患者检验检查结果为阳性的,由中心和主管部门根据实际情况进行评估,确定是否需要离岗休息,如离岗休息原则上不超过 1 个月,离岗期间保留一切待遇。

三、工伤

1. 员工发生工伤,根据工伤鉴定结果,按工伤相关法律、法规进行处理。
2. 员工发生工伤,人力资源部应会同相关部门做好员工的慰问工作。
3. 女职工特殊保护　女职工生育根据国家相关法律法规规定享受产假及哺乳假。如离岗休息原则上不超过 1 个月,离岗期间保留一切待遇。

四、一线人员心理健康管理

1. 实行员工心理疏导政策,了解员工心理动态。
2. 在医疗特殊时期,应注意一线人员的心理活动,疏导恐慌心理。
3. 适当给予人文关怀,增强主人翁意识,增强集体向心力的培养。

第八节　企业文化建设及弘扬

文化建设关系到员工的工作态度及作风,医疗服务质量及声誉,有着重要的意义。优秀的中心文化应培育员工的社会公德、职业道德,坚持以人为本,以服务患者为中心,实现业务战略发展与员工愿景相统一。

文化建设应该遵循系统性原则、实效性原则、以人为本原则、与时俱进原则。

文化建设方法包括但不限于思想导向宣传:成立企业文化建设小组、创刊、设立企业文化标识牌等;可以定期开展员工培训、医疗操作技能竞赛、医疗知识竞赛、优秀员工评比等活动;定期召开员工沟通大会、敬业度调查、员工意见收集等。

第二十章

财 务 管 理

第一节 财 务 预 算

独立透析中心需要按照国家规定,根据事业发展计划和目标编制进行每年的财务收支预算计划。预算由收入预算及支出预算组成,所有透析中心产生的收支应全部纳入收入预算管理。预算管理需要建立包括预算编制、审批、执行、调整、决算、分析及考核在内的全面预算制度。

一、收入预算

血液透析的收入可根据中心可提供透析服务的机器数量、每次治疗的收费(包含药品和卫生耗材)、患者人数以及透析频次进行预测。

年收入=透析机数量×单机每年透析总次数×单次透析收费

需要注意的是,血液透析直接与医保报销额度挂钩,绝大部分的患者依靠医保进行透析治疗,因此对独立透析中心来说,是否得到医保资质是做收入预算需要考量的重要因素。

二、成本预算

(一) 直接医疗成本

透析中心的直接医疗成本一般包含透析相关所有设备及药品(红细胞生成素)、耗材(透析 AB 液、一次性卫生耗材)。

这类的成本预算相对简单,根据(预测)患者数量进行测算。

设备总成本=设备单价×设备数量(第 1 年)

药品及耗材总成本=每人次药品/耗材成本×全年血液透析人次(每年)

(二) 间接医疗成本

独立透析中心的间接医疗成本一般包含人力成本、设备折旧、房屋折旧

(如果房屋为自有)、水电成本和其他与血液透析相关的间接费用。

1. 人力成本主要指独立透析中心的医生、护士、技师等人员的工资、津贴、社会保障等费用。每年的人力支出需要根据独立透析中心的实际/拟招募人员进行测算。

全年人力总成本 ＝(对应职级工资+福利+社会保障费用)×人数

2. 设备及房屋折旧应该按财政部规定的医院固定资产折旧年限来确认。折旧要根据设备/房屋的使用年限进行,按年度成本分摊。

全年累积折旧总成本应根据分类的固定资产折旧的账面余额来计算。

3. 水电费应根据直接耗用或按规定支付。

(三) 其他费用

独立透析中心的其他费用一般指中心日常运营中产生的其他管理费用,如清洁、安保等支出。

其他管理费用一般每年有一个固定费用,若由第三方提供服务,则与第三方签订服务金额以及相关服务内容。

第二节　财　务　制　度

独立透析中心的财务制度旨在依法组织收入,正确安排与合理使用资金,坚持厉行节约,勤俭办事,严格执行国家有关法律法规和财务规章制度,认真编制和执行财务预算,积极推进绩效考核方式,完成管理目标,做好财务监督、检查和经济活动分析,对中心的运营进行下一年度的预测,做好医疗收费的管理工作,同时接收财政、审计、物价等部门的指导和监督。

一、收入管理

收入是指独立透析中心开展医疗服务及其他活动依法取得的非偿还性资金,具体包括如下内容。

1. 医疗收入　为患者提供医疗服务所取得的收入,包括挂号、诊察、检查、化验、治疗、药品、卫生耗材、药事服务等相关的收入。

2. 财政补助性收入　由地方或国家财政拨入的各类财政补助收入。

3. 科教项目收入　除财政补助外专门用于科研、教学项目的专项补助收入。

4. 其他收入　开展医疗业务、科教项目之外的活动所取得的收入,包括培训、租金、食堂、投资等其他方面的收入。

其中医疗收入在医疗服务发生时需要依据政府确定的付款方式和付费标准进行确认,同时要严格执行国家物价政策,建立健全各项收费管理制度。独立透析中心收费必须按照有关规定使用国务院或省(自治区、直辖市)财政部门统一监制的收费票据。医疗收入原则上当日发生当日入账,并及时结算。

二、支出管理

支出指独立透析中心在开展医疗服务及其他活动过程中发生的资金、资产耗费和损失,具体包括如下内容。

1. 医疗支出　开展医疗服务及其辅助活动过程中发生的支出,具体有人员经费(工资、福利及社会保障等)、药品及卫生耗材支出、固定资产折旧、无形资产摊销、提取医疗风险基金和其他费用(水电费、办公费、差旅费等)。

2. 财政项目补助支出　即使用财政补助收入安排的项目支出。

3. 科教项目支出　即使用科教项目收入开展科研、教学活动发生的支出。

4. 其他支出　开展医疗服务及科教项目以外的其他支出,包括租金、维修、罚没、捐赠、物资损毁等。

三、成本管理

成本是指独立透析中心通过成本核算和分析,提出成本控制措施,降低医疗成本的活动。成本管理的目的是全面、真实、准确反映中心成本信息,强化成本意识,提高运营效率,增加中心在医疗市场中的竞争力。

四、收支结余管理

独立透析中心收入与支出相抵后即为收支结余,收支结余应于年末扣除按规定结转下年继续使用的资金后,结转至结余分配。

五、流动资产管理

流动资产是独立透析中心在 1 年内(含 1 年)能够变现或者耗用的资产,包括如下内容。

1. 货币资金　现金、银行存款、零余额账户用款额度等。

2. 应收及预付款项　开展活动中形成的各项债权,具体有应收医疗款、预付账款、财政返还金和其他应收款;中心对应收及预付款项需要加强管理,定期分析,及时清理,年末可采用余额百分比法、账龄分析法、个别认定等方法计提坏账准备。

3. 存货 中心在运营过程中储备的业务相关物品,具体有低值易耗材料、卫生材料、药品及其他物资等。存货要按照"计划采购、定额定量供应"的办法进行管理。

六、固定资产管理

独立透析中心的固定资产一般有房屋及建筑物(如房屋为自有)、专业设备、一般设备及其他固定资产。原则上应该根据固定资产性质,在预计使用年限内,采用平均年限法或工作量法计提折旧。中心应设置专人或管理机构对固定资产实施管理。

七、无形资产管理

无形资产指不具有实物形态而能为独立透析中心提供某种权利的资产,包括专利权、著作权、版权、土地使用权、非专利技术、商誉等其他财产权利。无形资产从取得的当月起,在法律规定的有效试用期内平均摊入管理费用,法律没有规定使用年限的按照合同的受益年限摊销,没有合同的,按照不少于十年的期限摊销。

八、开办费用管理

开办费用是独立透析中心在筹建期间发生的费用,包括筹建期间人员工资、办公费、差旅费、培训费、印刷费以及不计入固定资产和无形资产的其他费用。开办费用在中心正式运营时应计入管理费用。

第三节 财 务 审 计

财务审计主要指对制作的会计凭证与原始凭证的真实性进行复核,涉及科目名称、金额、数量、合计数等进行核对、确认,并对所有需要稽查的会计资料进行详细的逐一审核。独立透析中心在运营过程中发生的经济事项是否真实,符合医疗机构会计制度并准确无误。

一、对货币资金的审计

对货币资金的审计是为了确认中心货币资金余额的真实性、完整性,核算现金收支的合法性,财务处理的正确性,是否按医疗机构会计制度规定正确计入相应账户中,包括如下内容。

1. 货币资金流入的审计　审核每日报表金额与应有的现金收入是否一致,同时核对有无作废作假的收据,防止不正当退费。

2. 货币资金支出的审计　审核货币资金的支出是否有申请、审批、复核。

3. 现金盘点审核　审核有无严格执行银行核定的日常库存现金限额,做到日清月结。

4. 银行对账单审计　审核银行存款账面余额与银行对账单是否相符。

二、对存货物资的审计

存货物资是独立透析中心流动资产的重要组成部分,审核的目的是确认其真实存在性及完整性,以及采购、保管、领用等各方面是否符合规章制度,库存物资的计价、分类和财务处理是否正确,包括如下内容。

1. 库存物资采购程序的审计　根据采购程序审核是否严格按照事先申请、管理部门审核,之后采购的流程进行,对采购部分进行分析等。

2. 价格审计　严格审核各项库存物资进货价格。

3. 库存物资领用的审计　是否按照流程进行事先申请和审批,有无实际需要。

4. 库存物资盘点的审计　定期对库存物资进行盘点、检查。

三、对固定资产的审计

固定资产的审计主要按照分类、计价、数量及价值,以及折旧提取及账务处理的正确性,包括如下内容。

1. 固定资产采购的审计　采购流程是否符合规定,有无预算、申请、审核、批复,采购合同是否合法合规。

2. 固定资产报废、调拨及盘点的审计　有无按照规定定期对固定资产进行盘点、清算,按规定报废等。

四、对收入及支出的审计

审核独立透析中心业务收入的真实性、合法性、合理性,收入是否符合有关规章制度;审核支出的手续、程序是否符合中心管理制度,结合预算审核预算的执行情况。

五、对往来业务的审计

独立透析中心的主要往来款有应收医疗款、预付账款、其他应收款、应付账款、其他应付账款、预收医疗款等。审计往来款是为了确认这些债权、债务的真实性及合法性,包括如下内容。

1. 往来账的记账信息是否真实完整,披露了资金的详细信息。

2. 往来款项内控是否健全,处置是否合法。

3. 往来款是否按规定计提坏账准备。

第四节 投 资 要 素

当前,中国终末期肾脏病患者达 200 万人,市场规模超过 1 000 亿元,但目前接受透析治疗的数量不到 100 万人,中国的透析产业具有广阔的市场需求。

《关于印发血液透析中心基本标准和管理规范(试行)的通知》(国卫医发〔2016〕67 号)首次明确血液透析中心属于单独设置的医疗机构,为独立法人单位,并鼓励社会资本进入医疗服务领域,鼓励血液透析中心向集团化连锁化发展。随着准入政策的放行,血液透析行业千亿市场大门正向业界敞开。

独立透析中心因其可复制性强的特点,连锁经营将是透析服务巨头快速成长的核心路径。大力发展透析服务需要企业具有较强的资本运作能力、医疗资源整合能力、较强的政府沟通能力,以及具备完善的透析产品供应体系布局能力。因此开展透析项目时所需要考虑的投资要素众多,主要包括以下几方面。

1. 区域人口数量 人口越多、密度越大的区域,患者数量越多,一般是成正比的关系。

2. 区域人均收入 经济条件越好的区域,能接受治疗的意向患者越多。

3. 腹膜透析与血液透析比例 腹膜透析患者是血液透析患者的重要来源,腹膜透析患者越多未来可以转化的血液透析患者越多。

4. 区域透析机饱和度 该区域现有的透析机占市场需要透析机数量的比例,该比例越低,待开发空间越大。

5. 理论市场空间 区域透析的总数与理论透析人数的比例,比例越低说明患者透析的治疗越不充分,待开发空间越大。

6. 区域透析机利用率 每天每台机器透析的次数,次数越多说明机器超负荷运转,透析机利用率越高,待开发空间越大。

7. 市场占有率 预计投入最多透析机能满足的患者数量占区域患者人数的比例,该比例越低说明市场竞争越小,待开发空间越大。

8. 卫生行政部门对项目认可度 主要负责项目的准入、医保新农合定点审批以及其他相关政策的制定,卫生行政部门对独立血液透析项目的认可程度越高,开展项目越顺利。

9. 医保系统准入　准入难度越小,办理时间越短,越有利于项目开展。

10. 近三年当地居民是否存在反对透析中心项目的情况,居民投诉对项目地推进影响巨大,如果三年内有居民对同类血液透析项目进行投诉,将来开展类似项目的难度会大大增加。

11. 当地专家对项目支持情况　专家越支持越有利于患者的后续服务,所建中心在该区域的生存空间越大。

12. 医保政策(报销限额、比例)以及治疗收费　报销限额、比例越高,患者负担越小,待开发市场空间越大。

13. 医保回款周期和频率　医保回款周期越短,频率越高,项目的资金流状况越好,越有利于项目财务健康。

14. 预计投资额度　根据预计投资规模不同,充分考虑项目的资本性支出和经营性支出。其中资本性支出主要包含房租支出、装修费支出及固定资产支出等。同等规模的血液透析中心项目,投资额度越大,回收难度越大,项目的投资风险越高。

15. 项目选址　项目选址是项目能顺利开展的重要前提,包括考察拟租赁房产(或自有房产)的选址、产权、面积、框架、通道、租赁期限、供水、消防、环保、排污、供暖、电力、电梯以及与周边学校、幼儿园、餐饮娱乐场所的距离等因素。

16. 前期准备　前期准备工作越充分,后期项目开展越顺利。

17. 预计建设完成时间　主要依据施工难易程度,施工越早完成,越早提前进入运营期,越早产生经济效益。

第五节　经营效益分析

随着国内经济水平的提高,人们富裕程度的加快,人们会越来越注意自身的健康,建立独立透析中心不仅利国利民,对投资者来说,意味着可观的经济效益和社会效益。

一、经营收入及估算

独立透析中心的经营收入主要分为两大部分:透析收入和其他收费项目。透析的收入由单次透析收费价格、患者人数以及透析频次进行计算。其他收费项目是指独立透析中心除透析收入外,还会产生的其他药品收入、化验收入及手术收入等治疗收入。

二、经营成本及估算

独立透析中心的经营成本主要包括医疗成本支出(包括透析直接成本支出)和期间费用等。

医疗成本支出包括卫生耗材(透析器、透析管路、内瘘护理包、穿刺针、透析液、消毒液等)、药品(氯化钠注射液、肝素注射液及其他药品)及其他费用(检测费、化验费等),直接成本一般占收入的40%左右。

期间费用支出包含营业费用、管理费用及财务费用。

营业费用主要是指企划宣传费用(为独立透析中心宣传所发生的各项费用)。

管理费用是指企业行政管理部门为组织和管理生产经营活动而发生的各种费用。在独立透析中心主要包括以下几个部分。

1. 人力成本(包含人员工资、社保公积金、福利及与受雇人员有关的费用)。

2. 办公费(中心日常办公所发生的各项费用)。

3. 本地交通费及差旅费(在本地及出差时发生的交通、住宿、餐费等)。

4. 网络通信费(办公用固定电话及网络费用)。

5. 水电费(随着患者数量的增长成正比例增长)。

6. 检测费(医疗检测及设备检测等)。

7. 车辆使用费(公务车辆加油费、过路费及维护费等)。

8. 保险费(医疗事故责任险等)。

9. 修理费(机器、设备固定及临时修理费)。

10. 洗涤费(被服洗涤费用)。

11. 垃圾清运费(医疗垃圾处理费用)。

12. 培训及咨询费(专业人员培训及其他咨询服务费用)。

13. 其他(除上述外的管理费用)。

财务费用是指企业为筹集生产经营所需资金等而发生的费用。包括借款利息支出(减去利息收入)和银行手续费支出等。

三、经营利润的估算

经营利润是指企业在一定会计期间的经营成果。它反映的是企业的经营业绩情况,是业绩考核的重要指标。评价经营利润可以用经营利润率来作为参照物,主要包括总投资收益率、资金利润率和产值利润率。

四、财务净现金流和净现值

净现金流量是现金流量表中的一个指标,是指一定时期内,现金及现金等价物的流入(收入)减去流出(支出)的余额(净收入或净支出),反映了企业本期内净增加或净减少的现金及现金等价物数额。

净现值是指投资方案所产生的现金净流量以资金成本为贴现率折现之后与原始投资额现值的差额。净现值法就是按净现值大小来评价方案优劣的一种方法。净现值大于零则方案可行,且净现值越大,方案越优,投资效益越好。

五、财务内部收益率

财务内部收益率(financial internal rate of return,FIRR)是指项目在整个计算期内各年财务净现金流量的现值之和等于零时的折现率,也就是使项目的财务净现值等于零时的折现率。它涵盖了企业的获利目标,可按 10 年投资期进行测算。

FIRR 指标考虑了资金的时间价值以及项目在整个计算期内的经济状况,不仅能反映投资过程的收益程度,而且 FIRR 的大小不受外部参数影响,完全取决于项目投资过程净现金流量系列的情况。

六、投资回收期

回收期是指投资引起的现金流入总额达到与投资额相等所需要的时间,它代表收回投资所需要的年限。回收年限越短,项目越有利。回收期包含静态回收期和动态回收期。

七、盈亏临界点分析

盈亏临界点是指企业收入和成本相等时的特殊经营状态,即边际贡献(销售收入总额减去变动成本总额)等于固定成本时企业处于既不盈利也不亏损的状态,盈亏临界点分析也称保本点分析。

八、敏感性分析

敏感性分析是指从定量分析的角度研究有关因素发生某种变化对某一个或一组关键指标影响程度的一种不确定分析技术。其实质是通过逐一改变相关变量数值的方法来解释关键指标受这些因素变动影响大小的规律。

敏感性因素一般可选择主要参数(如销售收入、经营成本、初始投资、计算期、筹建期、运营期等)进行分析。若某参数的小幅度变化能导致经济效果指标的较大变化,则称此参数为敏感性因素。

九、项目综合评价

实施独立透析中心项目,需要结合第三到第八项计算的投资分析指标,判断该项目在财务角度上是否可行。进而考虑开展独立透析中心项目所带来社会价值,从而综合评判本项目的经济效益和社会效益。

第二十一章

监 督 管 理

　　独立透析中心是一个以"医生为主导、护士为主体、患者为中心、医保为基础"的具有独立法人资格的新型医疗机构,独立透析中心首先是一个医疗机构,依法合规是第一要务。在医疗、医政、医疗废物、药械管理、医患关系等多方面也符合医院管理的基本规律。

第一节　法律主体地位

　　根据现行法律,独立透析中心是独立法人单位,是定位于基层医疗卫生的新型医疗机构

一、独立透析中心是独立法人机构

　　根据"67 号文"的规定,独立透析中心定义如下。

　　1. 新型的医疗机构类别　单独设置的医疗机构,区别于设置在医疗机构内部的"血液透析室""血液透析中心""血液净化中心"。

　　2. 独立法人实体　具有独立的民事法律地位、具有法人资格,可以独立承担法律责任。

　　3. 所有制形式　"67 号文"并未规定申办主体,因此可以认为:社会资本及主体可以设立,如各类公司、个人;国有资本及主体也可以设立,如国有资产管理经营机构、各类公立医院机构;我国港澳台地区以及其他国外主体申办要遵循特别法律规定和要求。

　　4. 经营性质　营利性与非营利性,设立主体可以自己选择,作为公司投资运营的连锁中心,营利性法人实体是应当的选择。但国家也鼓励社会资本创办非营利性的医疗机构。

　　总结:现实中的独立中心可能的三种实体形态,一是社会办医的营利性医疗机构;二是社会办医的非营利性医疗机构;三是公办的非营利性医疗机

构,即公立医院类似主体申办的独立透析中心,与其他公立医疗机构完全相同。

二、独立透析中心属医疗机构

"67 号文"虽然基本明确了独立透析中心的地位和标准,但毕竟该文的法律层级和效力偏低,并且属于单独"立法"的范畴,因此需要更高层级的立法确认。2017 年 2 月 21 日颁布、4 月 1 日执行的《国家卫生和计划生育委员会关于修改〈医疗机构管理条例实施细则〉的决定》(中华人民共和国国家卫生和计划生育委员会 第 12 号令),在第三条增加第十三项:"(十三)医学检验实验室、病理诊断中心、医学影像诊断中心、血液透析中心、安宁疗护中心"。这样正式确定了血液透析中心的法律地位:新增的常规医疗机构类别,从特殊变为常规,从此血液透析中心医疗机构执业许可证上的机构类别告别了"其他"归类。

三、独立透析中心定位于基层医疗机构

《中华人民共和国基本医疗卫生与健康促进法》(以下简称"《卫生法》")作为我国第一部基本卫生大法,具有划时代的意义。其法律效力层级最高,属于"基本法律"范畴,即有全国人大颁布的法律;第一次系统地对我国卫生体系进行了梳理和规范,成为未来中国医疗卫生领域改革和发展的基本依据。

2020 年 6 月 1 日实施的《卫生法》对我们现存的医疗机构进行了明确的分类和规划,第三十四条规定:"国家建立健全由基层医疗卫生机构、医院、专业公共卫生机构等组成的城乡全覆盖、功能互补、连续协同的医疗卫生服务体系"。也就是说我国现存的几万家医疗机构要统一归入三个类别:"基层医疗卫生机构""医院""专业公共卫生机构"。而从第三十五条对这三类机构的定义来看,独立透析中心只能属于"基层医疗卫生机构"即"主要提供预防、保健、健康教育、疾病管理,为居民建立健康档案,常见病、多发病的诊疗以及部分疾病的康复、护理,接收医院转诊患者,向医院转诊超出自身服务能力的患者等基本医疗卫生服务"。这个定位非常重要,尤其是对"67 号文"对独立透析中心的设置和管理要求有较大影响,我们会在后面的法律适用部分论述这个问题。

第二节 监 督 管 理

独立透析中心日常接受的监管主要涉及的内容包括卫生监督、医保监

督、药械监督和群众监督等。

一、卫生监督

(一) 监督范围

按照卫生监督相关的法律法规,目前独立透析中心所涉及卫生监督的主要范围如下。

1. 对中心的执业资格、执业范围及其医务人员的执业资格、执业注册进行监督检查,规范中心医疗服务行为,打击非法行医。

2. 对中心的传染病疫情报告、疫情控制措施、消毒隔离制度执行情况和医疗废物处置情况进行监督检查,查处违法行为。

3. 对中心传染病疫情报告和医疗废物处置情况进行监督检查,查处违法行为。

4. 卫生监督工作中一般还包括采供血、非法胎儿性别鉴定、病原微生物等内容,独立透析中心日常工作不会涉及。

(二) 监督方式

1. 现场检查 医疗机构一般每年要接受两次例行卫生监督部门的检查,以及不定期对血液透析专业的院感、质控专项和涉及药品、医疗器械、医疗质量、医疗服务等的常规检查。特别是因为其他区域或者医疗机构出现重大质量和医疗安全等问题的时候,当地卫生健康委员会均会立刻组织开展针对这些问题的专项督导和检查。检查都有专业人员或者卫生执法人员到现场进行,随着卫生行政执法的逐渐规范化、制度化,这些检查和督导工作已经成为卫生行政部门对包括独立透析中心在内的医疗机构加强管理的主要工作方式。

2. 检查人员会根据现场检查和询问的情况,出具相应的行政执法文书,包括现场检查和询问笔录以及卫生行政执法意见书、整改通知书。中心负责人和被检查人应当确认检查反馈内容无误后签字,在指定的工作日内提交整改报告并整改到位,否则卫生监督部门有权利对未整改到位的单位和个人做出相应的行政处罚。

(三) 常见行政处罚内容

1. 中心未取得《医疗机构执业许可证》擅自执业的。

2. 中心逾期不校验《医疗机构执业许可证》仍从事诊疗活动的。

3. 中心诊疗活动超出登记范围的。

4. 中心使用非卫生技术人员从事医疗卫生技术工作的。

5. 中心出具虚假证明文件的。

6. 中心违反《医疗废物管理条例》,将未达到国家规定标准的污水、传染病患者或者疑似传染病患者的排泄物排入城市排水管网的。

7. 中心发生医疗废物流失、泄漏、扩散时,未采取紧急处理措施,或者未及时向卫生行政主管部门和环境保护行政主管部门报告的。

8. 中心违反《中华人民共和国传染病防治法》。

(四) 法规依据

1. 机构管理类　包括《医疗机构管理条例》及其实施细则,《独立透析中心设置标准和管理规范》《医疗机构校验管理办法》《医疗机构血液透析室管理规范》等。

2. 技术管理类　《血液净化标准操作规程(SOP)》《医疗技术临床管理办法》以及各项血液净化的技术规范和国家标准等。

3. 人员管理类　《执业医师法》《医师执业注册暂行规定》《护士执业注册管理办法》等。

4. 药械管理类　《药品管理法》《医疗机构药事管理规定》《医疗器械监督管理条例》《药品不良反应监测和管理办法》《处方管理办法》等。

5. 院感管理类　《医院感染管理办法》《消毒管理办法》《传染病防治法实施办法》《医疗机构传染病预检分诊管理办法》《医疗废物管理条例》等。

二、医保监督

(一) 医保监督的主要内容

近两年,随着国家新的医疗保障局成立以及一系列相关医保法律、法规和文件的出台,对于医疗机构的医保监管又提升到了新的高度。很多医疗机构由于对政策不理解和不当经营,遭到了医保部门的处罚和医疗费用的拒付。根据最新的国家医疗保障局行政执法事项清单的规定,独立透析中心相关的医保监督主要范围包括以下内容。

1. 对医疗保险经办机构以及医疗机构、药品经营单位等医疗保险服务机构以欺诈、伪造证明材料或者其他手段骗取医疗保险、生育保险基金支出的处罚。

2. 对以欺诈、伪造证明材料或者其他手段骗取医疗保险、生育保险待遇的处罚。

3. 对采取虚报、隐瞒、伪造等手段,骗取医疗救助资金的处罚。

4. 对纳入医疗保障范围的医药价格违法违规行为的查处。

5. 对医疗救助的监督检查。

6. 对纳入基本医疗保险基金支付范围的医疗服务行为和医疗费用加强

监督管理。

（二）独立透析中心医保合规的要点

1. 严格按照当地医保部门认可的医疗收费标准制定服务项目、药品和耗材的收费价格。

2. 熟悉掌握当地的医保各相关法规和政策,掌握定点医疗机构要求、医保规范的诊疗目录和药品目录,加强对医保文件的理解和学习,并贯彻到中心每位员工。

3. 积极做好医疗收费和诊疗信息对接工作,和医保信息系统建立通畅的联系和对应的项目字典,尽可能保证和当地医保的信息字典完全对应,减少和医保相关部门沟通的成本和拒付的风险。

4. 及时、充分的和医保部门沟通,配合医保要求及时提供相应的报销文件,符合当地的医保文件和政策要求。

5. 及时掌握国家和当地医保政策的变化,适时保持中心医保政策的更新,并做好医护人员的培训工作和透析患者的宣传工作。

6. 对困难患者和群众进行扶贫救助等行为时,应当通过正规的社会公益组织和合法的渠道,并在医保部门备案得到认可时方可执行。

三、药械监督

独立透析中心主要是血液透析治疗,治疗过程中需要血液净化设备、水处理设备、抢救设备、血液透析专用耗材以及常用的药品等,所以和医院一样必须遵循相关的管理法规和规定的要求,并且接受所辖地的药品监督管理机构统一的监督管理。独立透析中心主要涉及的药品和医疗器械的监督管理内容如下。

1. 供应商的生产许可证、销售许可证,药品和医疗器械的产品注册证、卫生许可证、卫生许可批件等相关资质,涉及一些消毒用品的还单独有特殊的资质要求。

2. 药品和医疗器械的采购、入库、验收、登记、保管、出库、使用等一系列完整的记录。

3. 药品和医疗器械的存放要符合相应的环境要求,要有专人负责保管,药房和库房做好温、湿度监测和登记,达到相应的标准。

4. 药品和医疗器械有效期、批号的管理和合理使用。

5. 药品和医疗器械不良事件的上报和跟踪。

6. 过期药品和医疗器械的保存和销毁。

7. 中心涉及药品和医疗器械管理工作人员的资质。

四、群众投诉和监督

独立透析中心作为独立的医疗机构,也同样是医疗行风管理、行业文明建设的重点单位,在日常工作中也会被提出相应的一些要求,在创建文明城市建设或者日常的文明检查中,作为独立的医疗机构,经常被提出的要求和检查内容如下。

1. 中心要设立社会监督电话和意见箱,并有专人负责管理。

2. 建立群众联系制度,听取和了解所在地区群众的反映与意见。

3. 定期向患者发放"征求意见卡",进行满意度调查,要求患者满意度达标。

4. 在患者中聘请义务监督员,定期召开医患沟通座谈会,征求意见。

5. 上岗人员佩戴附有本人照片、姓名和编号、科室、职称或职务等内容的胸卡。

6. 中心候诊区域一般还需要在醒目位置张贴如下内容。

(1)公开主要检查、治疗、手术的收费项目及标准,公开常用药品价格和自费药品品种。

(2)公开张贴卫生健康委员会制定的医务人员医德规范。

(3)公开医保政策和报销事项。

(4)设置宣传栏,大力进行健康教育和宣传,推广爱国卫生运动,倡导文明卫生。

第三节 法律适用和展望

一、现存法律法规及适用规则

(一)涉及独立透析中心的法律法规

目前颁布有效并适用于独立透析中心的法律法规如下。

1. 特别法 特别法是个法律术语指适用于特别的法律关系主体、特别时间、特别地区的法律或规范。"67号文"即2016年12月21日,国家卫生和计划生育委员会印发《国家卫生计生委关于印发血液透析中心基本标准和管理规范(试行)的通知》(国卫医发〔2016〕67号)是现存唯一有效针对"独立透析中心"设置、审批、标准、管理规范的特别法规。

2. 一般法 一般法亦是法律术语,相对应于特别法,适用于一般的法律关系主体、通常的时间、国家管辖的所有地区的法律或规范。适用于"独立透析中心"的一般法众多,例如《医疗机构管理条例》《医疗机构管理条例实施细则》《执业医师法》《传染病防治法》,涉及医疗机构消防、感染控制、消毒、医疗废物处置等方面的法律法规规范都属于这个范畴,我们通常所说的"SOP"即《血液净化标准操作规程(2010版)》(以下简称"SOP")也属于这个范畴。

(二) 适用规则

《中华人民共和国立法法》第九十二条至九十五条规定了法律适用的原则:特别法优于一般法,新法优于旧法,旧的特别法和新的一般法冲突时,由制定机关裁定。因此,有关独立透析中心的法律适用如下。

1. "67号文"是现行最优先适用于独立透析中心的规范,范围是独立透析中心的基本标准和管理。

2. 其他涉及透析中心的"一般法",如消毒、感染控制、医疗废物处置等内容,如果"67号文"没有涉及的,适用于"一般法"。

3. 关于"SOP"与"67号文"适用规则

(1)在谈论法律适用规则之前,应该先明确法律法规规范的内容和立法规范对象。由此可知,"SOP"的规范对象和目的是"加强血液净化质量安全管理,明确操作规范,保障医疗质量和患者安全"(详见卫医管发〔2010〕15号文),重点是操作规范,目的是安全和质量;"67号文"的规范对象是"血液透析中心设置工作",目的是"实现区域医疗资源共享,提升基层医疗机构服务能力,推进分级诊疗具有重要作用"。

(2)"SOP"与"67号文"适用原则清晰明了

1)在涉及"血液透析中心设置工作"方面的"血液透析中心基本标准和管理规范"范畴,唯一有效使用的规范只有"67号文"。

2)在涉及"操作规范"的内容,适用"SOP"并以"SOP"为准(详见卫医管发〔2010〕15号文)。

3)"SOP"和"67号文"应当各司其职,尤其在《中华人民共和国基本医疗卫生与健康促进法》实施后,更应当执行法律法规的准确性和严谨性。有关独立"血液透析中心设置工作"的更新和修改,必须通过修订"67号文"的程序和途径依法开展;有关"操作规范"内容的更新和修订,则只能通过修订"SOP2010版"的程序和途径依法开展。这是《中华人民共和国立法法》的基本要求,如果违背,相关个人、单位、政府部门可以申请或者依职权撤销。

二、独立透析中心实务中的法律应用

(一) 卫生规划

卫生规划曾经是申请设立医疗机构的一个必备条件,随着国家鼓励社会办医的政策推进,逐步放松了卫生规划,也取消了申请设立医疗机构必须先取得卫生设置规划同意的规定,《国务院办公厅关于支持社会力量提供多层次多样化医疗服务的意见》(国办发〔2017〕44号)等多个文件都明确表明了此意见。

(二) 两证合一

两证是指之前申办医疗机构所必须获得的"医疗机构设置许可证"和"医疗机构执业许可证"。2017年《国家卫生和计划生育委员会关于深化"放管服"改革激发医疗领域投资活力的通知》(国卫法制发〔2017〕43号),规定:"对二级及以下医疗机构的设置审批与执业登记"两证合一"。2018年6月15日国家卫生健康委员会、国家中医药管理局下发《关于进一步改革完善医疗机构、医师审批工作的通知》(国卫医发〔2018〕19号),规定:"除三级医院、三级妇幼保健院、急救中心、急救站、临床检验中心、中外合资合作医疗机构、港澳台独资医疗机构外,举办其他医疗机构的,卫生健康行政部门不再核发《设置医疗机构批准书》,仅在执业登记时发放《医疗机构执业许可证》",即独立透析中心申办设置直接按照两证合一执行。

(三) 规划、住建、环保、消防等跨部门审批问题

《医疗机构管理条例实施细则》原第十八条规定:"医疗机构建筑设计必须经设置审批机关审查同意后,方可施工"。由于医疗机构的建筑设计涉及规划、住建、环保、消防、卫生计生等多个部门。按照行政审批制度改革要求,各部门应当各负其责,推动并联审批,不互设审批前置条件。因此,《医疗机构管理条例实施细则》第十八条修改为:"医疗机构建筑设计必须按照法律、法规和规章要求经相关审批机关审查同意后,方可施工"。也就意味着规划、住建、环保、消防等不属于卫生健康委主管的内容,原则上不再要求医疗机构执业登记时提供消防、环保合格等证明材料,改为告知制,当然需要注意如下内容。

1. 执业登记时不强制要求并不等于申请人不需要办理。

2. 各地卫生主管机构要求和执行有所区别,在申请设置时必须了解清楚。

(四) 诊疗科目的设定和增加

1. 关于透析辅助科室的诊疗科目设定问题。《关于进一步改革完善医疗机构、医师审批工作的通知》(国卫医发〔2018〕19号)规定:"医疗机构可以委托独立设置的医学检验实验室、病理诊断中心、医学影像诊断中心、医疗消毒供应中心或者有条件的其他医疗机构提供医学检验、病理诊断、医学

影像、医疗消毒供应等服务。卫生健康行政部门可以将该委托协议作为医疗机构相关诊疗科目的登记依据，并在诊疗科目后备注'协议'"。也就是说独立透析中心的辅助科室:检验、影像、药剂、消毒供应等可以通过协议解决并在医疗机构执业许可证上备注"协议"。

2. 新增科目的问题 门诊手术(血透内瘘手术、腹膜透析置管)、中医科(门诊)、康复科(门诊)、营养科(门诊)、腹膜透析室,及其他科室是否可以增设? 各地卫生健康委员会有不同说法,有说"未禁即可"符合增设要求就可以增加;有说"不可以",独立透析中心只能做透析直接相关的事情"只有明确写了才可以才可以"。这个问题按照现行法律的解读是根据《医疗机构管理条例实施细则》第三十条的规定,独立透析中心作为一类医疗机构,是可以申请增设其他诊疗科目的,但要根据审批机关提供材料(包括人、设备、技术能力等)和证明可以开展此科目。

三、建议与展望

(一)《基本卫生法》实施后,独立透析中心同医院内"血液透析室"的设置是否应该有标准差异:"适度宽松"还是"适度从严"

2010 年卫生部批准开展"独立血液净化中心"试点工作时,对于此类透析机构的患者群体限定为稳定的维持性透析患者,对于初次透析、并发症多的重症患者仍选择医院内透析机构;而考察国外其他地区的类似独立透析中心,基本都和医院内的透析机构形成顺畅的转诊关系,稳定透析患者转至社区、重症患者住院透析(稳定后转回社区)。

1. 国外成熟经验是医院内透析机构收治的患者类型和社区透析中心收治的患者应有区别。

2. 我国的独立透析中心作为基层卫生机构,应该发挥在透析治疗中的补充作用,因此不能把医疗机构内设的血液透析室和独立透析中心完全等同,根据《中华人民共和国基本医疗卫生与健康促进法》第三十五条的规定,独立透析中心应该收治常见、稳定的透析患者;医院透析室应该收治急危重症和疑难病症的患者透析。由此可见,独立透析中心的设置标准和要求应当"适度宽松"于医院内设立的透析机构,否则就失去了设立独立透析中心作为基层医疗机构进行分级诊疗的意义和可操作性。

3. 通过"67 号文"发布后三年多的医疗实践看,百余家独立透析中心并没有发生严重的医疗安全事故,也没有发生集体性感染事件。而且全国血液净化病例信息登记系统的数据报送也显示独立透析中心服务的透析患者呈逐年增长的趋势。

以上事实证明,"67号文"所设置的"血液透析中心基本标准""血液透析中心管理规范"是切实可行、宽严适中的,基本实现了国家卫生健康委员会的初衷:既保证医疗安全,又促进血液透析的基层下沉。

(二) 独立透析中心和上级医院的新型关系

根据《中华人民共和国基本医疗卫生与健康促进法》第三十五条的规定,基层卫生机构的主要职责包括接收医院转诊患者,向医院转诊超出自身服务能力的患者等基本医疗卫生服务。医院的主要职责包括提供疾病诊治,特别是急危重症和疑难病症的诊疗,对基层医疗卫生机构的业务指导等工作。根据《中华人民共和国基本医疗卫生与健康促进法》对基层卫生机构的定义,独立透析中心肯定属于基层医疗卫生机构,由此来看对独立透析中心和上级医院的关系可以做新的定义。

1. 医院(指独立透析中心所在区域的上级医院)应当承担对独立透析中心患者的急危重症、疑难病症的诊疗工作,同时还应当对独立透析中心进行业务指导等工作。

2. 独立透析中心应当承担常见病、多发病的诊疗以及部分疾病的康复和护理工作,接收医院转诊患者,并向医院转诊超出自身服务能力的患者。

3. 根据以上规定,对独立透析中心所在地区的上级医院而言,对独立透析中心开展"67号文"所规定的"血液透析患者急性并发症救治""血液透析患者慢性并发症的诊治"应该是医院应尽的义务,而不是通过"医疗服务协议"来实现,"67号文"关于协议医院的规定应该修订。

4. 根据以上规定,作为基层医疗卫生机构的独立透析中心的标准和技术要求肯定要"略低于"医院,同时根据常见病、多发病向下转诊的分级诊疗要求,医院理论上应该将稳定的维持性透析患者转给所在区域的独立透析中心,这样才能在血液透析治疗领域实现分级诊疗,以及常见病、多发病和急危重症分治。

(三) 其他的前置审批程序或者流程问题

按照国务院"放管服"的要求、《基本卫生法》的精神以及"67号文"的规定,独立透析中心的审批设置如下。

1. "两证合一"一次性完成医疗机构执业验收和血液透析专项执业验收。

2. 除此之外,除非有法律明文规定,不得再增加任何前置性条件、程序、要求。

3. 对于一些独立透析中心在筹建过程中遭到居民投诉而导致的争议，相关政法部门提出进行"维稳评价"的问题，目前看没有找到明确的法律规定。医疗机构设置开展"维稳评价"，所以设置人在申请设置时应该强化选址评估、加强同居民等相关主体的沟通及公示，并要留存证据，以防止后期产生纠纷。

附 录

附录1 入院病历

附录1-1 入院记录（模板）

入 院 记 录

姓名:张××
工作单位:上海市××公司

性别:男
家庭地址:上海市××路××号

出生日期:1970 年 3 月 15 日
联系电话:×××××××××

身高:175cm
其他联系人:李××

体重:62kg
与患者关系:夫妻

婚姻:已婚
其他联系人电话:

民族:汉
教育程度:高中

籍贯:上海
费用来源:城镇职工医保

入院日期:2021 年 4 月 7 日
病史提供者:患者本人

主诉:发现高血压 32 年,纳差及双下肢浮肿 7 天。

现病史:患者于 1989 年体检时发现高血压,未引起重视。2000 年因头痛去当地医院就诊,发现血压升高,予以非洛地平缓释片 5mg,每日 1 次口服治疗,期间患者未规律服药,有头痛头胀时自服降压药,偶尔测血压为 140～150mmHg/85～95mmHg。

患者于 2021 年 4 月初感冒后出现视物模糊、纳差、乏力,双下肢浮肿伴全身瘙痒。去当地医院就诊,检查血压 200/120mmHg,血肌酐 1 050μmol/L,双肾缩小,皮髓交界不清。血常规 Hb 85g/L,血电解质:血钾 6.1mmol/L,血钙 1.9mmol/L,血磷 2.4mmol/L,iPTH 545pg/ml,诊断为"慢性肾脏病(G5期),高血压肾病",予以右颈内静脉插管后行规律性血液透析治疗,每周 3次,每次 4 小时,每次超滤 2 500～3 000ml。尿量约 1 200ml/d,大便正常。

既往史:否认糖尿病病史,否认乙型肝炎、结核等病史及接触史,无食物过敏史,否认青霉素、头孢类等药物过敏史,无输血史,无家族遗传疾病。

体格检查: T 36.5℃,P 59 次/分钟,R 18 次/分钟,BP 154/98mmHg。贫血貌,神志清楚,步入病房,对答如常。全身淋巴结未及肿大,两肺呼吸音清,未及干湿啰音。心前区无隆起,心界不大,HR 59 次/分钟,心律齐,各瓣膜区未及病理性杂音及心包摩擦音。腹平软,全腹无压痛及反跳痛,肠鸣音正常。左前臂距腕部 3cm 处见动静脉内瘘切口,内瘘有震颤,杂音连续。

实验室及辅助检查: 2021 年 4 月 6 日,血常规:RBC $3.7×10^{12}$/L,Hb 100g/L,Hct 31%,PLT $194×10^9$g/L;血生化:尿素氮 27mmol/L,肌酐 1 138μmol/L,尿酸 563μmol/L,P 1.91mmol/L,Ca 2.1mmol/L,iPTH 820.1pg/ml,β2-MG>20μg/ml。

诊断: 慢性肾脏病(G5 期),高血压肾病,维持性血液透析,肾性贫血,继发性甲状旁腺功能亢进

诊疗计划: ①行常规血液透析,每周 3 次(周一、三、五上午);②纠正贫血,使用促红细胞生成素和铁剂治疗;③控制高血压,口服非洛地平缓释片5mg,每天 1 次;④纠正钙磷代谢紊乱,碳酸钙 1.0g,每天 3 次,饭中嚼碎服;⑤抑制甲状旁腺分泌,骨化三醇胶丸 1.0μg,每周 3 次。

医生签名:___郑××___　　　　　　日期:___2021 年 4 月 7 日___

附录 1-2　透析医嘱

透 析 医 嘱

患者姓名:__赵××__　性别:__男__　年龄(岁):__51__　透析号:__××__　病历:__××__

日期	时间	治疗医嘱	医生签名	执行		执行护士	停止		医生签名
				日期	时间		日期	时间	
09/10	1:30pm	血液透析,每周 2 次 + 血液透析滤过,每周 1 次	王××	09/10	14:00	程××			
09/10	1:30pm	每次透析时间:4 小时	王××	09/10	14:00	程××			
09/10	1:30pm	透析液:钠离子138mmol/L;钙离子1.25mmol/L;钾离子2.0mmol/L;碳酸氢根 35mmol/L	王××	09/10	14:00	程××			
09/10	1:30pm	透析器 FX 80/FX 800	王××	09/10	14:00	程××			

续表

日期	时间	治疗医嘱	医生签名	执行		执行护士	停止		医生签名
				日期	时间		日期	时间	
09/10	1:30pm	血流速 250ml/min	王××	09/10	14:00	程××			
09/10	1:30pm	透析液流速 500ml/min	王××	09/10	14:00	程××			
09/10	1:30pm	速必林 5 000U 静脉注射,每周 3 次(透析前)	王××	09/10	14:00	程××			
09/10	1:30pm	干体重:53kg	王××	09/10	14:00	程××	09/30	9:00am	郑××
09/10	1:30pm	右颈内中心静脉导管	王××	09/10	14:00	程××	09/30	9:00am	郑××
09/10	1:30pm	中心静脉导管换药,透析前后各 1 次	王××	09/10	14:00	程××			
09/10	1:30pm	在线 Kt/V 检测每周 1 次	王××	09/10	14:00	程××			
09/10	1:30pm	人促红细胞生成素 6 000U,每周 1 次静脉注射(透析后)	王××	09/10	14:00	程××			
09/10	1:30pm	0.9% 生理盐水 100ml + 蔗糖铁 100mg 静脉点滴,每周 3 次(透析时用)	王××	09/10	14:00	程××			
09/10	1:30pm	碳酸钙 1.0g,每周 3 次,口服(饭中,自理)	王××	09/10	14:00	程××			
09/10	1:30pm	骨化三醇胶丸 1.0μg,每周 3 次,口服(自理)	王××	09/10	14:00	程××			
09/10	1:30pm	酒石酸美托洛尔片 47.5mg,每天 1 次,口服(自理)	王××	09/10	14:00	程××			

日期	时间	治疗医嘱	医生签名	执行		执行护士	停止		医生签名
				日期	时间		日期	时间	
09/10	1:30pm	厄贝沙坦片 40mg，每天 1 次，口服（自理）	王××	09/10	14:00	程××			
09/10	1:30pm	阿托伐他汀片 20mg，每天 1 次，口服（自理）	王××	09/10	14:00	程××			
09/10	1:30pm	碳酸氢钠 0.5g，每周 3 次，口服非透析日（自理）	王××	09/10	14:00	程××			
09/30	9:00	左前臂自体动静脉内瘘	郑××	09/30	9:00	王××			
09/30	9:00	干体重:55kg	郑××	09/30	9:00	王××			

附录 1-3　透析治疗记录单(模板)
透析治疗记录单

姓名：<u>赵××</u>　性别：<u>男</u>　年龄：<u>90</u> 岁　床位：<u>9</u>

治疗日期：<u>2020</u> 年 <u>12</u> 月 <u>31</u> 日　净化次数：第 <u>9 999</u> 次

净化器类型：<u>FX 80</u>　透析膜：<u>聚砜膜</u>　面积：<u>1.6</u> m²

透析机型号：<u>Fresenius 4008S</u>　治疗时间：<u>4.0</u> 小时

血管通路：<u>内瘘，左前臂</u>　净化方式：<u>HDF</u>

可调超滤曲线模式：<u>模式 1</u>　可调钠曲线模式：<u>模式 2</u>

抗凝剂名称：<u>肝素</u>　抗凝剂首剂剂量：<u>15</u> mg

持续追加剂量：<u>8</u> mg/小时

间歇追加抗凝：第 1 次：<u>/</u> IU，时间：透析 <u>/</u> 小时；第 2 次：<u>/</u> IU，时间：透析 <u>/</u> 小时

透析液：钾 <u>2.0</u> mmol/L，钠 <u>135</u> mmol/L，钙 <u>2.5</u> mmol/L，碳酸氢盐 <u>35.0</u> mmol/L，葡萄糖 <u>0</u> mmol/L

体温：透析前 <u>36.5</u> ℃，透析后 <u>36.8</u> ℃　体重：透析前 <u>61.5</u> kg，透析后 <u>59.0</u> kg，上次透析后 <u>58.9</u> kg

实际置换总量：<u>23.0</u> L　实际超滤总量：<u>2 500</u> ml　OCM 值：<u>1.3</u>

治疗记录

时间	静脉压	跨膜压	电导度	血流量	透析液流量	超滤率	超滤量	血压	心率	临床表现/治疗	护士
08:35	36	63	14.1	160	500	75	38	180/100	130		周××

体外循环凝血:①静脉壶凝血:无;　②透析器凝血:Ⅰ级

穿刺成功率:一针

特殊处理记录:＿＿＿＿＿＿＿＿＿＿＿＿＿＿＿＿＿＿＿＿＿＿＿＿＿＿＿＿＿

＿＿＿＿＿＿＿＿＿＿＿＿＿＿＿＿＿＿＿＿＿＿＿＿＿＿＿＿＿＿＿＿＿＿＿＿＿

医师:冯××　　　　责任护士:蒋××　　　　穿刺护士:朱××

附录1-4　病程记录及阶段小结(模板)
病　程　记　录

2020-12-18 9:00 首次透析病程记录

患者今日首次来我科行血液透析,干体重59.8kg,超滤量3 200ml,低分子肝素3 000IU给予上机,透析时间4小时,每分钟血流量250ml,透析期间病情平稳,给予健康宣教,嘱其严格控制水分摄入。

2021-01-18 14:25 阶段小结

患者于我科行血液透析1个月,共进行HD 10次,HDF 2次,分别使用FX80和FX800透析器,HDF置换方式:Auto-Sub;置换液量:每次23～27L;透析液处方钙离子为1.25mmol/L,本月透析过程中发生低血压2次,发生时间为透析3～3.5小时,经输注生理盐水和停超滤后好转。

目前干体重59.0kg,透析间期每次体重增长2.5～3.0kg,血压较前明显好转,现基本维持在110～150/60～90mmHg,透析期间无出血,无水肿,无咳嗽、气喘,双肺呼吸音清,未闻及明显干湿性啰音,心律齐,各瓣膜未闻及病理性杂音,查血常规:RBC 3.7×10^{12}/L, HGB 100g/L, HCT 31%,PLT 194×10^9g/L;BUN 27mmol/L, SCr 1 138μmol/L, UA 463μmol/L, P 1.61mmol/L, Ca 2.42mmol/L, PTH 820pg/ml, β2-MG>20μg/ml。增加促红细胞生成素剂量为每周 10 000U,纠正贫血,严格遵医嘱口服非洛地平缓释片5mg,每日 1 次控制血压。今后应继续加强患者宣教,低盐控水,减少透析低血压的发生和干体重的调整。

医生签名:郑××

附录 2　知情同意书

附录 2-1　血液透析医疗风险知情同意书(模板)
血液透析医疗风险知情同意书

诊断:慢性肾脏病(G5 期)维持性血液透析;高血压病 2 级;肾性贫血;继发性甲状腺功能亢进症

入院时间:2021 年 4 月 7 日

血透患者或家属须知

1. 尿毒症(包括急性和慢性肾功能衰竭),病情危重,累及全身各器官。目前,血液透析是治疗尿毒症的方法之一,对慢性肾衰竭患者仅能延长患者生命,不治疗原发病。

2. 透析患者应定期进行透析,如患者不及时透析,将加重尿毒症病情,严重者可危及生命。

3. 部分患者因为出血倾向、活动性出血或手术后需要减少肝素使用剂量或使用低分子肝素抗凝或其他特殊的抗凝方法,可能会造成体外凝血,体外循环血液不能输回体内,造成部分血液丢失。

4. 由于医学科技水平的局限,血透过程中和治疗间期可能存在下列医疗风险,可能造成严重后果,甚至危及生命。

(1)低血压,心力衰竭,心肌梗死,心律失常,脑血管意外。

(2)透析过程中发生空气栓塞。

(3)过敏反应。

(4)透析失衡,电解质酸碱平衡紊乱。

(5)溶血,出血,严重感染。

(6)瘘管阻塞,感染。

（7）出现肝损,肾性骨病,消化道疾病。

（8）肝炎病毒血源性传染。

患者和/或家属已接受医疗风险的告知,并要求接受血液透析治疗。

患者/家属意见：<u>同意</u>　　　患者/家属签名：<u>张××</u>

家属与患者关系：<u>本人</u>　　　签字日期：<u>2021 年 4 月 7 日</u>

谈话医师签名：<u>李××</u>　　　谈话日期：<u>2021 年 4 月 7 日</u>

附录 2-2　临时/长期中心静脉透析用导管置管术知情同意书（模板）
临时/长期中心静脉透析用导管置管术知情同意书

诊断：慢性肾脏病（G5 期）,维持性血液透析;高血压病 2 级;肾性贫血;继发性甲状腺功能亢进症

置管日期：2021 年 4 月 7 日

尿毒症患者需要建立血管通路而接受中心静脉置管术,手术存在下列医疗风险,严重时可危及生命,特在术前进行告知。

1. 麻醉意外。

2. 出血,渗血。大量出血可引起低血压、休克,危及生命。

3. 损伤血管、组织、神经,引起血肿、疼痛等症状,颈部血肿会压迫气管,严重时引起窒息;大血管撕裂或穿透时可引起纵隔血肿、血气胸、血胸,甚至猝死。

4. 置管术中,术后突发心、脑血管意外,心律失常,心肌梗死等,严重时危及生命。

5. 血胸、气胸,必要时需要手术治疗,严重者危及生命。

6. 术后深静脉发生感染、血栓形成、栓塞。

7. 静脉导管脱落、折断。

8. 手术失败。

患者和/或家属已接受医疗风险告知,并同意行中心静脉置管术。

患者/家属意见：<u>同意</u>　　　患者/家属签名：<u>张××</u>

家属与患者关系：<u>本人</u>　　　签字日期：<u>2021 年 4 月 7 日</u>

谈话医师签名：<u>李××</u>　　　谈话日期：<u>2021 年 4 月 7 日</u>

附录 2-3　静脉溶栓治疗知情同意书（模板）
静脉溶栓治疗知情同意书

诊断：慢性肾脏病（G5 期）维持性血液透析;高血压病 2 级;肾性贫血;继发性甲状腺功能亢进症

入院时间：2021 年 4 月 7 日

拟定检查、治疗：静脉使用尿激酶溶栓

治疗操作的必要性：中心静脉 CTA 提示右头臂静脉血栓形成，介入治疗科会诊后建议先静脉溶栓。静脉溶栓治疗中可能对人体带来一定的损伤，发生以下问题。

1. 出血　包括全身各个脏器有出血可能，如颅内等重要器官出血或大出血，可导致死亡。

2. 栓塞　溶栓过程中血栓脱落可导致远处脏器栓塞，如肺栓塞、脑栓塞等，可导致患者猝死。

3. 溶栓失败　静脉溶栓非靶向治疗，局部血栓可能未发生明显变化。

4. 其他不可预计的意外情况。

患者　　　　经你院医生详细检查和诊断后，认为需要施行上述诊疗操作。有关操作、麻醉以及操作中、后可能发生的各种并发症、后遗症、意外，以及可能危及生命等情况，你院医生已经与我们详细谈清楚。我们已经完全了解，并要求你院医生施行该项操作。

患者/家属意见：<u>同意</u>　　　患者/家属签名：<u>张××</u>

家属与患者关系：<u>本人</u>　　　签字日期：<u>2021 年 4 月 7 日</u>

谈话医师签名：<u>李××</u>　　　谈话日期：<u>2021 年 4 月 7 日</u>

附录 2-4　动静脉内瘘成形术（模板）
动静脉内瘘成形术知情同意书

诊断：慢性肾脏病（G5 期）维持性血液透析；高血压病 2 级；肾性贫血；继发性甲状腺功能亢进症

入院时间：2021 年 4 月 7 日

拟定检查、治疗：动静脉内瘘成形术

操作的必要性：终末期肾脏病患者行维持性血液透析治疗需要建立长期血管通路。动静脉内瘘成形术是一项有创的手术操作，在操作过程中可能对人体带来一定的损伤，可发生以下问题。

1. 术中大出血、局部神经、肌肉损伤。

2. 术后出现心衰。

3. 手术不成功。

4. 术后切口感染。

5. 术后血栓形成。

6. 其他并发症。

患者_____经你院医生详细检查和诊断后,认为需要施行上述诊疗操作。有关操作、麻醉以及操作中、后可能发生的各种并发症、后遗症、意外,以及可能危及生命等情况,你院医生已经与我们详细谈清楚。我们已经完全了解,并要求你院医生施行该项操作。

患者/家属意见:<u>同意</u>　　　　患者/家属签名:<u>张××</u>

家属与患者关系:<u>本人</u>　　　　签字日期:<u>2021 年 4 月 7 日</u>

谈话医师签名:<u>李××</u>　　　　谈话日期:<u>2021 年 4 月 7 日</u>

附录 2-5 腹膜透析置管术前谈话记录单(模板)
腹膜透析置管术前谈话记录单

术前拟诊:慢性肾脏病(G5 期)腹膜透析

入院时间:2021 年 4 月 7 日

由于目前医学科学技术水平的局限性,尚难杜绝腹膜透析置管术患者术中、术后可能发生下列意外和并发症。

一、术中

1. 麻醉意外。

2. 患者年迈或伴心、脑、肺等疾病以及潜在上述疾病,术中(包括术后)突发意外甚至死亡。

3. 难以控制的出血、渗血而危及生命。

4. 因解剖变异或病变侵袭邻近脏器、发生难以预料的器官损伤而需要部分或全部切除。

5. 术中发现其他病变,需要改变原手术方案,可能无法行预期手术。

二、术后

1. 出血、渗血不止,也可能再次手术止血。

2. 术后感染,包括全身性(如菌血症、败血症等)和腹腔内感染、肿胀等。

3. 切口出现血肿、积液、感染或裂开等。

4. 腹部透析液漏,腹透管漂移,纤维素阻塞腹透管,发生上述现象,需要再次手术。

5. 术后切口发生疝、脐疝、腹股沟斜疝。

6. 不明原因血腹。

7. 糖尿病患者,上述各项并发症发生率明显增加。

8. 目前医学科学不能解释和解决的意外。

以上各项均已告诉患者和/或家属(或单位)代表,患者和/或家属(或单位)对以上情况表示理解,愿意承担各项风险,同意手术,并在本单上签字为证。

患者/家属意见：<u>同意</u>　　患者/家属签名：<u>张××</u>
家属与患者关系：<u>本人</u>　　签字日期：<u>2021 年 4 月 7 日</u>
谈话医师签名：<u>李××</u>　　谈话日期：<u>2021 年 4 月 7 日</u>

附录 2-6　腹透管拔管术前谈话记录单(模板)
腹透管拔管术前谈话记录单

术前拟诊：慢性肾脏病(G5 期)腹膜透析

入院时间：2021 年 4 月 7 日

由于目前医学科学技术水平的局限性,尚难杜绝腹膜透析拔管术患者术中、术后可能发生下列意外和并发症。

一、术中

1. 麻醉意外。

2. 患者年迈或伴心、脑、肺等疾病以及潜在上述疾病,术中(包括术后)突发意外甚至死亡。

3. 难以控制的出血、渗血而危及生命。

4. 因解剖变异或病变侵袭邻近脏器、发生难以预料的器官损伤而需要部分或全部切除。

5. 术中发现其他病变,需要改变原手术方案,可能无法行预期手术。

二、术后

1. 出血、渗血不止,也可能再次手术止血。

2. 术后感染,包括全身性(如菌血症、败血症等)和腹腔内感染、肿胀等。

3. 切口出现血肿、积液、感染或裂开等。

4. 术后切口发生疝、脐疝、腹股沟斜疝。

5. 不明原因血腹。

6. 糖尿病患者,上述各项并发症发生率明显增加。

7. 目前医学科学不能解释和解决的意外。

以上各项均已告诉患者和/或家属(或单位)代表,患者和/或家属(或单位)对以上情况表示理解,愿意承担各项风险,同意手术,并在本单上签字为证。

患者/家属意见：<u>同意</u>　　患者/家属签名：<u>张××</u>
家属与患者关系：<u>本人</u>　　签字日期：<u>2021 年 4 月 7 日</u>
谈话医师签名：<u>李××</u>　　谈话日期：<u>2021 年 4 月 7 日</u>

附录 2-7　肾穿刺活检术(模板)
肾穿刺活检术知情同意书

诊断:慢性肾小球肾炎

入院时间:2021 年 4 月 7 日

拟定检查、治疗:肾穿刺活检术

操作的必要性:辅助临床诊断,指导治疗方案,判断疾病预后。

肾穿刺活检术是一种有创的诊断方法,在操作过程中可能对人体带来一定的损伤,发生以下问题。

1. 出血(血尿和肾周血肿),严重时可能导致休克、死亡。

2. 感染。

3. 肾动静脉瘘。

4. 误伤腹部其他脏器。

5. 穿刺不成功。

6. 其他并发症。

患者_____经你院医生详细检查和诊断后,认为需要施行上述诊疗操作。有关操作、麻醉以及操作中、后可能发生的各种并发症、后遗症、意外,以及可能危及生命等情况,你院医生已经与我们详细谈清楚。我们已经完全了解,并要求你院医生施行该项操作。

患者/家属意见:同意　　　　患者/家属签名:张××

家属与患者关系:本人　　　　签字日期:2021 年 4 月 7 日

谈话医师签名:李××　　　　谈话日期:2021 年 4 月 7 日

参考文献

1. Bi S, Mu B, Tang Z, et al. The history of hemodialysis in China. Hemodialysis International, 2020, 24: 269-275.

2. 国家卫生和计划生育委员会. 国家卫生计生委关于印发血液透析中心基本标准和管理规范(试行)的通知: 国卫医发〔2016〕67号. (2016-12-21) http://www.nhc.gov.cn/yzygj/s3594r/201612/92292cc68cea4a3d9396e936d680ffdd.shtml.

3. 国家卫生和计划生育委员会. 国家卫生计生委关于修改《医疗机构管理条例实施细则》的决定: 国家卫生和计划生育委员会令(第12号). (2018-08-31) http://www.nhc.gov.cn/fzs/s3576/201808/85c208110f0748339bcaae00e426cb64.shtml.

4. 中华人民共和国卫生部. 医院感染管理办法: 中华人民共和国卫生部令48号. (2006-09-01) http://www.nhc.gov.cn/fzs/s3576/201808/185161dcd46d4ffca7a6cc95bf0232ca.shtml.

5. 卫生部. 医院感染管理办法: 中华人民共和国卫生部令〔2006〕48号. (2006-07-06) http://www.nhc.gov.cn/fzs/s3576/201808/185161dcd46d4ffca7a6cc95bf0232ca.shtml.

6. 国家卫生和计划生育委员会. 医院感染暴发控制指南: WS/T524—2016. 北京: 中国标准出版社, 2016: 8.

7. 国家卫生和计划生育委员会. 关于印发《医院感染暴发报告及处置管理规范》的通知: 卫医政发〔2009〕73号. (2009-07-20) http://www.nhc.gov.cn/zwgkzt/glgf/201306/86ea40d459cd4d4bb26be61d7432ecb2.shtml。

8. 中华人民共和国国务院. 突发公共卫生事件应急条例: 中华人民共和国国务院令〔2003〕376号. (2003-05-09) http://www.nhc.gov.cn/fzs/s3576/200804/2320707d82264-ae8bfac2e22bff3101c.shtml.

9. 国家卫生健康委员会. 国家卫生健康委办公厅关于进一步加强医疗机构感染预防与控制工作的通知: 国卫办医函〔2019〕480号. (2019-05-23) http://www.nhc.gov.cn/yzygj/s7659/201905/d831719a5ebf450f991ce47baf944829.shtml.

10. 国家卫生健康委员会. 医务人员手卫生规范: WS/T 313—2019. 北京: 中国标准出版社, 2019: 12.

11. 国家质量监督检验检疫总局. 职业安全卫生术语: GB/T 15236—2008. 北京: 中国标准

出版社,2008:12.

12. 卫生部.医院隔离技术规范:WS/T 311—2009.北京:中国标准出版社,2009:4.

13. 卫生部.血源性病原体职业接触防护导则:GBZ/T 213—2008.北京:中国标准出版社,2009:3.

14. 卫生部.卫生部关于印发《医务人员艾滋病病毒职业暴露防护工作指导原则(试行)》的通知:卫医发〔2004〕第 108 号.(2004-06-07)http://www.nhc.gov.cn/bgt/pw10405/200406/bb7626c2ebf540b5b3191da02684ea51.shtml.

15. 中华人民共和国国务院.医疗废物管理条例:中华人民共和国国务院令〔2003〕380 号.(2003-06-16)http://www.nhc.gov.cn/fzs/pfg/200804/639e634df18a43a28b04d9ad9fabeeb9.shtml.

16. 卫生部.关于明确医疗废物分类有关问题的通知:卫办医发〔2005〕292 号.(2005-12-28)http://www.nhc.gov.cn/cms-search/xxgk/getManuscriptXxgk.htm?id=18477.

17. 国家卫生健康委员会,环境保护部.国家卫生计生委办公厅环境保护部办公厅关于进一步加强医疗废物管理工作的通知:国卫办医发〔2013〕45 号.(2014-01-08)http://www.nhc.gov.cn/cms-search/xxgk/getManuscriptXxgk.htm?id=5b2f3ea44c5e4897b011-3a7573fdba59.

18. 国家环境保护总局,卫生部.医疗废物专用包装袋、容器和警示标志标准:HJ 421—2008.北京:中国标准出版社,2008:2.

19. 卫生部.医院感染监测规范:WS/T 312—2009.北京:中国标准出版社,2009:4.

20. 卫生部.卫生部办公厅关于印发《国家突发公共卫生事件相关信息报告管理工作规范(试行)》的通知:卫办应急发〔2005〕288 号.(2005-12-27)http://www.nhc.gov.cn/cms-search/xxgk/getManuscriptXxgk.htm?id=31353.

21. 卫生部.国家突发公共卫生事件应急预案.(2006-01-10)http://www.nhc.gov.cn/yjb/s3577/201501/a32bbe5e9b7e4478aded668f0338c027.shtml.

22. 国家卫生健康委员会.医疗质量管理办法:国家卫生和计划生育委员会令第 10 号.(2016-09-25)http://www.nhc.gov.cn/fzs/s3576/201808/2087f3867f6e4645b4564ea567-458b65.shtml.

23. 国家卫生健康委员会.医院感染预防与控制评价规范:WS/T 592—2018.北京:中国标准出版社,2018:5.

24. 国家卫生健康委员会.医院消毒卫生标准:GB15982—2012.北京:中国标准出版社,2012:5.

25. 中华护理学会手术室护理专业委员会.手术室护理实践指南(2019 年版).北京:人民卫生出版社,2019.

26. 卫生部.卫生部关于印发《血液净化标准操作规程(2010 版)》的通知:卫医管发

〔2010〕15 号. (2010-01-25) http://www.nhc.gov.cn/wjw/gfxwj/201304/e4144b4c4ddd-4a23891f5d2bbba29578.shtml.

27. Asif A, Agarwal A, Yevzlin A, et al.介入肾脏病学.刘炳岩,吴世新,译.北京:科学出版社,2016.
28. 宋烽,王建荣.手术室护理管理学.北京:人民军医出版社,2005.